VÉRITÉ

DE

L'HOMŒOPATHIE

OU

THÉORIE NOUVELLE

PROPRE A DÉMONTRER L'ACTION RÉELLE, LE MODE ET LA NATURE D'ACTION

DES REMÈDES INFINITÉSIMAUX

PAR

LE DOCTEUR Z. CASTAING

(DE TOULOUSE)

PARIS

CHEZ J.-B. BAILLIÈRE, LIBRAIRE DE L'ACADÉMIE DE MÉDECINE

Rue Hautefeuille, 19

A LONDRES, CHEZ M. BAILLIÈRE, 249, REGENT STREET

A NEW-YORK, CHEZ H. BAILLIÈRE, 290, BROADWAY

A MADRID, CHEZ C. BAILLY-BAILLIÈRE, 11, CALLE DEL PRÍNCIPE

1853

VÉRITÉ

DE

L'HOMOEOPATHIE.

Paris. — Imprimerie de Simon Raçon et Cᵉ, rue d'Erfurth, 1.

VÉRITÉ

DE

L'HOMOEOPATHIE

OU

THÉORIE NOUVELLE PROPRE A DÉMONTRER
L'ACTION RÉELLE, LE MODE ET LA NATURE D'ACTION
DES REMÈDES INFINITÉSIMAUX

PAR

LE DOCTEUR CASTAING

(DE TOULOUSE.)

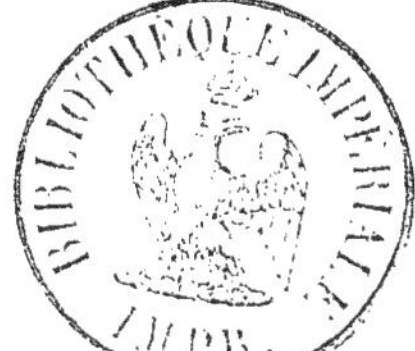

PARIS

CHEZ J.-B. BAILLIÈRE
ÉDITEUR – LIBRAIRE DE L'ACADÉMIE DE MÉDECINE
RUE HAUTEFEUILLE, 19
A LONDRES, CHEZ H. BAILLIÈRE, 219, REGENT STREET.

1852

AVANT-PROPOS.

En offrant au public mes appréciations sur l'homœopathie, en venant aujourd'hui exposer et défendre
cette méthode thérapeutique nouvelle, j'ai eu pour
but : 1° de rendre sensible à tous, aux médecins et aux
gens du monde, une méthode qui, par ses résultats,
mérite d'inspirer confiance entière; 2° de démontrer
la réalité d'action des doses homœopathiques à ceux
qui l'ont toujours niée, par cela seul qu'ils ne pouvaient ni l'expliquer ni la comprendre.

En face des passions qui ont obscurci ou dénaturé
la grande réforme thérapeutique moderne, ma tâche
est difficile; qu'on me pardonne cependant de l'avoir
entreprise en faveur du motif qui me l'a inspirée.

Si je pouvais, en effet, aux vérités acquises, ajouter
une autre vérité;

Si, en présence de docteurs et de savants qui s'opiniâtrent à demeurer incrédules, parce qu'ils refusent
de s'éclairer, il m'était donné d'opérer quelque en-
traînement, et d'amener quelques-uns des mes honorables confrères à étudier la science nouvelle avant de
la rejeter, je me trouverais amplement dédommagé de

mes efforts, et j'aurais la conscience d'avoir fait quelque chose dans les vrais intérêts de l'humanité.

Pour atteindre le but que je me propose, j'aurai : 1° à exposer succinctement les principes de l'homœopathie tels que Hahnemann et les homœopathes modernes l'ont comprise ; 2° à faire la critique du dynamisme vital adopté jusqu'à ce jour, comme unique explication de l'action des petites doses ; 3° avant d'arriver à l'exposition d'une théorie nouvelle propre à faire saisir le mode à l'aide duquel les agents infinitésimaux exercent leur action, j'indiquerai comment je comprends la pathogénie des affections morbides de l'organisme vivant ; 4° enfin j'essaierai de démontrer pourquoi, dans l'étude des agents médicamenteux, l'homœopathie a su conquérir une supériorité incontestable sur la médecine ancienne, et je prouverai nettement que les médicaments infinitésimaux doivent réussir, là où les mêmes substances administrées à doses plus élevées ne sauraient avoir de résultat.

On verra, dans cet opuscule, que je n'ai pu me dispenser de toucher, en l'effleurant à peine, à une des plus hautes questions de pathologie générale, me réservant de donner plus tard, à cette idée nouvelle, tout le développement qu'elle semble devoir comporter. Elle a trait au rôle qui doit être dévolu aux nerfs dans la production des maladies, et tend à faire considérer tout cas morbide comme résultant de la lésion ou de la perturbation primitive d'un des points du système nerveux.

VÉRITÉ

DE

L'HOMOEOPATHIE.

EXPOSÉ SUCCINCT DE LA DOCTRINE HOMŒOPATHIQUE.

L'homœopathie est l'art de traiter les maladies par des médicaments qui, administrés dans l'état de santé, développent des phénomènes semblables aux symptômes de l'affection qu'on doit traiter.

Cette médication n'est pas nouvelle en médecine; c'est à elle que l'ancienne école a dû, de tout temps, la plus grande partie de ses succès; malheureusement, le nombre des médicaments spécifiques dont le hasard seul lui avait dévoilé l'existence était fort restreint, et, malgré de nombreux essais, on n'avait pas découvert chez la plupart de ces agents le secret de leur action sur l'organisme.

Il appartenait à l'esprit élevé d'un des observateurs les plus éminents des temps modernes; il était réservé au génie de Samuel Hahnemann, ce médecin dont l'Allemagne s'enorgueillit à si juste titre, de découvrir la loi d'action pour la plupart des médicaments employés jusque-là empiriquement.

Ainsi, le premier de tous les docteurs qui l'ont pré-

cédé dans la carrière, il conçoit l'idée d'expérimenter les
médicaments sur l'homme en santé, et commence sur lui
et sur ses proches l'essai des spécifiques connus, qui ne
tardent pas à manifester leur puissance.

Sous l'impression de ces agents divers, il sent se développer en lui des phénomènes multiples presque analogues à ceux des maladies naturelles que ces mêmes agents
sont appelés à combattre.

S'emparant de ces premières données, il marche, entraîné par sa haute raison, à la découverte de phénomènes plus surprenants encore.

Il expérimente un à un les médicaments connus, comme
aussi une infinité de substances jusque-là réputées inertes,
il les fait siennes en les absorbant, en se les assimilant,
et, martyr et triomphateur à la fois, il a le bonheur de
voir se dérouler sous l'impression de ses sens toutes les
souffrances, toutes les sensations morbides qu'il espère
pouvoir guérir bientôt chez ses semblables.

L'expérimentation se continue sur une plus vaste
échelle ; les mêmes substances qui ont produit tel ou tel
phénomène sur l'homme en santé sont dirigées par lui
contre les maladies naturelles toutes les fois que celles-ci
offrent à l'observateur le même cortége et la même variété de symptômes qu'il a vus se développer chez l'homme
en santé sous l'influence de ces mêmes substances ; et
le succès le plus complet ne tarde pas à répondre à son
attente.

Dès ce moment la lumière est faite, et la vérité, depuis
si longtemps et si vainement cherchée jusqu'à lui, ap-
paraît à ses yeux brillante de clarté, et, régénérateur de
la science médicale, il ose émettre ce principe nouveau
qui renverse toutes les croyances admises : *Similia simili-
bus curantur ;* les semblables sont guéris par les semblables, c'est-à-dire : les maladies sont guéries par des agents

qui, administrés à l'homme bien portant, lui donnent tous les symptômes de ces mêmes maladies.

Ainsi se trouve fondée la nouvelle doctrine médicale, à laquelle son auteur donne le nom d'homœopathie.

La vérité fondamentale n'est plus alors pour Hahnemann à l'état de problème ; il n'a plus à douter que le principe qu'il a posé ne soit la loi qui régit l'action des agents destinés à opérer sur l'organisme vivant ; mais plus il pratique d'après ces données nouvelles, plus il s'aperçoit que, malgré la supériorité de sa méthode, les remèdes à effets semblables, donnés aux doses usitées dans l'ancienne école, produisent souvent une aggravation plus ou moins forte des symptômes observés ; il n'en faut pas davantage à son génie pour l'amener peu à peu à trouver le corollaire indispensable à sa première grande loi.

On le voit, en effet, dans le but de diminuer les propriétés actives du médicament qu'il essaye, l'étendre, le diviser en le mélangeant avec des substances neutres ou n'ayant aucune influence altérante sur l'organisme, afin de laisser chaque médicament expérimenté dégagé de toute influence d'association, et lui permettre d'exercer librement sur les tissus vivants toute sa pureté et toute sa simplicité d'action.

Parmi les substances les plus inertes, il choisit de préférence l'alcool rectifié et le sucre de lait purifié, qu'il associe aux agents médicinaux pour leur servir de véhicule et afin de pouvoir à leur aide fractionner ses remèdes sans être forcé d'avoir recours à d'autres substances actives, qui, en modifiant les propriétés des médicaments, pourraient en altérer les effets.

Une goutte ou un grain d'une substance qu'il a déjà essayée, lui paraissant beaucoup trop active, il croit devoir la mélanger avec cent grains de sucre de lait, ou avec cent gouttes d'esprit-de-vin, et n'applique de ce mélange

que la centième partie ; trouvant quelquefois celle-ci trop
forte encore, il la subdivise de nouveau de la même manière qu'il a divisé la substance primitive, et, entraîné par
le besoin de fractionner de plus en plus ses remèdes, de
division en division, il arrive le plus souvent jusqu'à
la 30°, et n'administre encore, de cette dernière, que
deux ou trois grains de sucre, dont deux ou trois cents
ont été imbibés dans une seule goutte de cette dernière
dilution.

Et cependant, quelque minimes que soient les doses de
ces médicaments, leurs effets incontestables dans les affections diverses servent à lui démontrer que ce dernier
état d'atténuation est bien celui qui leur permet le mieux
de manifester leur puissance curative.

Par suite, Hahnemann se trouve amené à poser, à côté
de la loi de similitude, le corollaire suivant :

Les quantités infiniment petites, dirigées contre les
affections morbides, ont une action plus sûre et plus évidente que celle des doses beaucoup plus fortes pour opérer la guérison.

Voilà donc l'homœopathie créée et assise sur les deux
lois de la similitude et des doses infinitésimales ; il reste à
son inventeur le soin de développer la théorie et les com-
mentaires à l'aide desquels il cherche à expliquer les
principes qu'il a posés.

ESPRIT DE LA DOCTRINE HOMŒOPATHIQUE, PAR HAHNEMANN.

« La vie de l'homme, et ses deux états, la santé et la
maladie, ne sauraient être expliqués par aucun des principes qui servent à l'explication d'autres phénomènes. La
vie ne peut être comparée à rien dans le monde, si ce
n'est à elle-même.

« Dans l'organisme règne une force fondamentale et toute-puissante qui anéantit toute tendance des parties constituantes du corps à se conformer aux lois de la pression, du choc, de la force d'inertie, de la fermentation, de la putréfaction, et qui les soumet uniquement aux lois merveilleuses de la vie, c'est-à-dire les maintient dans l'état de sensibilité et d'activité nécessaire à la conservation du tout vivant, dans un état dynamique presque spirituel.

« L'état de l'organisme dépendant donc uniquement de celui de la vie qui l'anime, il s'ensuit que le changement auquel nous donnons le nom de maladie est également, non point un effet chimique, physique ou mécanique, mais le résultat de modifications dans la manière vivante dont l'homme sent et agit, c'est-à-dire un changement dynamique, une sorte de nouvelle existence dont la conséquence doit être d'amener un changement dans les propriétés des principes constituants matériels du corps.

« C'est par leur virtualité que les causes excitatrices des maladies agissent sur l'état de notre vie d'une manière purement dynamique en quelque sorte spirituelle. Elles commencent par désaccorder la force vitale et l'existence modifiée qui en résulte, le changement dynamique qui s'ensuit entraîne un changement dans la manière de sentir (malaise, douleur) et d'agir (anomalie de fonctions) de chaque organe en particulier et de l'ensemble des organes.

« D'après cela, il est évident que les maladies de l'homme, engendrées par l'influence dynamique et virtuelle des causes morbifiques, n'étant originairement que des modifications dynamiques et pour ainsi dire spirituelles du caractère vital de notre organisme, on ne peut en triompher que par des puissances et des forces qui soient elles-mêmes capables de produire des modifications dynamiques dans l'état de l'organisme humain. En d'autres termes, les médicaments guérissent les maladies d'une manière virtuelle et dynamique.

« Ces substances actives et ces forces qui sont à notre disposition (les médicaments) opèrent la guérison des maladies par la même puissance dynamique de modifier l'état actuel et le caractère vital de notre organisme, dans sa manière de sentir et d'agir, que celle en vertu de laquelle elles affectent aussi l'homme en santé, le modifient dynamiquement et provoquent en lui certains symptômes morbides dont la connaissance nous procure les notions les plus certaines sur les états maladifs que chacun de ces médicaments peut guérir le plus sûrement.

« Il n'est donc dans le monde rien qui puisse accomplir la guérison; nulle substance ou force qui soit apte à produire sur l'organisme humain un changement de nature à guérir la maladie, si ce n'est un agent susceptible de désaccorder l'état de l'homme en général dynamiquement, et en conséquence aussi de modifier morbidement l'état des sujets qui se portent bien.

« Mais, d'un autre côté, il n'y a pas non plus dans la nature d'agent ni de force capable d'affecter morbidement l'homme en santé qui ne possède en même temps le pouvoir de guérir certains états morbides.

« Maintenant, puisque la faculté de guérir une maladie et celle de produire une affection morbide chez les personnes bien portantes sont inséparables l'une de l'autre dans tous les médicaments, et que ces deux facultés procèdent manifestement d'une seule et même source, c'est-à-dire de la puissance qu'ont les médicaments de modifier dynamiquement l'état de l'homme, et que par conséquent ceux-ci ne peuvent point agir sur les malades d'après une autre loi inhérente que celle qui préside à leur action sur les individus se portant bien, il suit de là que la puissance du médicament qui guérit la maladie chez les malades est la même que celle qui fait exciter des symptômes morbides chez l'homme en pleine santé. »

Après avoir prouvé que les manières diverses employées par les méthodes anciennes pour obtenir des guérisons ne reposent sur aucun principe sûr et vrai, Hahnemann ajoute « qu'il n'y a qu'une manière d'employer les médicaments pour guérir réellement : c'est d'en employer chaque fois un qui ait de la tendance à provoquer dans l'organisme une affection morbide artificielle analogue et le plus analogue possible au cas présent.

« On n'aura pas de peine à comprendre d'après quelles lois de la nature s'opère et doit s'opérer la seule curation rationnelle des maladies, leur curation homœopathique.

« La première loi qu'on ne saurait méconnaître est celle-ci : *L'affectibilité de l'organisme vivant par les maladies naturelles est, sans comparaison, plus faible que celle par les médicaments.*

« Tous les jours, à chaque heure, une foule de causes excitatrices de maladies agissent sur nous, mais n'ont pas le pouvoir de détruire notre équilibre et de rendre malades ceux qui se portent bien. L'activité de la force vitale qui réside en nous résiste ordinairement à la plupart de ces causes, et l'homme conserve la santé. Ce n'est que lorsqu'elles sont arrivées à un haut degré d'intensité et que nous nous y exposons trop à découvert, que nous tombons malades; mais même alors nous ne le devenons gravement que quand notre organisme a un côté faible et prêtant plus particulièrement aux attaques, qui le rend plus apte à être affecté par la cause morbifique présente.

« Si les puissances naturelles, tant morales que physiques, auxquelles on donne le nom de causes morbifiques, avaient un pouvoir absolu de désaccorder l'organisme humain, comme elles sont répandues partout, elles ne lais-

seraient personne en santé; tout le monde serait malade,
et nous n'aurions même pas l'idée de la santé; mais comme
généralement parlant les maladies ne sont que des excep-
tions dans l'état de l'homme, et qu'il faut le concours d'un
si grand nombre de circonstances et de conditions diverses de la part, tant des puissances morbifiques que du sujet à influencer, pour qu'une maladie soit réellement produite par ses causes excitatrices, il s'ensuit que l'homme
est si peu susceptible d'être affecté par de semblables causes, qu'elles ne peuvent jamais, d'une manière absolue,
le rendre malade, et qu'au moins ne peuvent-elles désaccorder son organisme au point de le plonger dans l'état de
maladie, qu'autant qu'il existe en lui une prédisposition
particulière.

« Mais il en est tout autrement des puissances dynamiques que nous appelons *médicaments*. En effet, tout vrai
médicament agit en tout temps, dans toutes les circonstances, sur tous les corps vivants et animés, et il excite
dans ces derniers les phénomènes qui lui sont particuliers
(même susceptibles de frapper les sens lorsque la dose est
assez forte), de sorte qu'évidemment tout organisme humain vivant doit être en tout temps et d'une manière absolue saisi et en quelque sorte infecté de la maladie médicamenteuse, ce qui, comme on sait, n'est nullement le
cas des maladies naturelles.

« Il suit incontestablement de toutes ces observations
que le corps humain est beaucoup plus enclin à être affecté et modifié par les puissances médicinales que par les
causes de maladie et les miasmes contagieux ; ou, ce qui
revient au même, que les puissances médicinales ont une
vertu absolue de désaccorder l'organisme humain, et que
les affections morbifiques n'en ont qu'une très-condition-
nelle, susceptible d'être vaincue par l'autre.

« Maintenant, comme les affections dynamiques de l'or-

ganisme, dues, soit à la maladie, soit aux médicaments,
ne sont reconnaissables que par des manifestations de changements survenus dans la manière d'agir et de sentir, et
que par conséquent aussi la ressemblance de ces affections
dynamiques ne peut s'exprimer que par celle des symptômes; mais que l'organisme étant bien plus susceptible
d'être attaqué par le médicament que par la maladie, cède
davantage à l'affection médicamenteuse, c'est-à-dire se
laisse plus modifier par elle que par l'affection maladive
analogue; il suit de là incontestablement qu'il doit être
débarrassé de l'affection maladive, lorsqu'on fait agir sur
lui un médicament qui, différent de la maladie par sa nature, se rapproche le plus possible d'elle par l'analogie de
ses symptômes, c'est-à-dire est homœopathique; car l'organisme, en sa qualité d'unité vivante, ne peut admettre à
la fois deux affections dynamiques semblables, sans que la
plus faible soit obligée de céder à la plus forte. Or, puisqu'il a de la tendance à être affecté plus fortement par un
médicament que par une maladie analogue, celle-ci doit
nécessairement le quitter, et il se trouve ensuite guéri.

« Voilà comment notre organisme réagit d'une manière
dynamique et en quelque sorte spirituelle, en vertu d'une
force active par elle-même, il fait cesser dans son intérieur
une modification discordante plus faible (la maladie) dès
que la puissance plus forte du médicament homœopathique lui procure une affection autre, mais très-analogue.
En d'autres termes, l'unité de la vie ne lui permet pas
qu'il puisse souffrir simultanément de deux désaccords
généraux semblables, et il faut que l'affection dynamique
présente (maladie) cesse dès qu'une autre puissance dynamique (médicament) plus capable de le modifier agit sur
lui et provoque des phénomènes ayant beaucoup d'analogie avec les symptômes de l'autre.

« Mais, si l'organisme humain dans l'état de santé est

déjà plus susceptible de recevoir l'impression des médicaments que celle des maladies, comme nous l'avons démontré, dans l'état de maladie, il ressent l'impression des médicaments homœopathiques avec incomparablement plus de force que celle des médicaments allopathiques, et il l'éprouve même au suprême degré, parce que, étant déjà poussé par la maladie à la manifestation de certains symptômes, il doit se trouver disposé à en laisser paraître d'analogues provoqués par le médicament, de même qu'une affection morale rend plus impressionnable aux récits d'affections du même genre. Il doit donc n'être utile et nécessaire que de donner la plus petite dose possible du médicament pour procurer la guérison, et la nécessité de faire prendre une dose très-faible ressort déjà de ce qu'ici la puissance dynamique du médicament arrive au but, non par la quantité, mais par la virtualité et la qualité (appropriation dynamique, homœopathique). — Plus considérable, elle ne serait point utile, mais nuirait, parce que d'un côté elle ne guérirait pas la modification dynamique de l'affection morbide, plus certainement qu'une très-faible, et, que d'un autre côté, elle produirait une maladie médicamenteuse plus compliquée qui est toujours un mal, quoiqu'elle se dissipe dans un laps de temps déterminé.

« Il ne peut y avoir d'autres lois que celles-là, d'après lesquelles la nature de l'organisme vivant procède à la guérison durable des maladies par les médicaments, et c'est effectivement de cette manière qu'elle agit avec une certitude pour ainsi dire mathématique. Il n'y a pas un seul cas de maladie dynamique (à l'exception de l'agonie, de la décrépitude et de la destruction d'un viscère ou d'un membre non indispensable à l'existence) dont les symptômes ne puissent être rencontrés avec une grande ressemblance parmi les effets positifs de quelque médicament, et qui ne puisse être guéri par ce médicament d'une manière rapide et durable. »

Telles sont les appréciations hardies auxquelles Hahnemann est forcé d'avoir recours pour arriver à ce qu'il veut bien appeler la démonstration de sa doctrine.

Si nous ajoutons à ces aperçus les considérations que font valoir ses disciples pour venir en aide à la démonstration du maître, il sera aisé de comprendre les difficultés qu'a dû avoir l'homœopathie pour faire pénétrer dans les esprits les idées sur lesquelles elle s'appuie, et pour faire apprécier par tous sa raison d'être, sa vérité.

« La vie humaine, disent les disciples d'Hahnemann, se compose de deux phénomènes généraux, alternatifs et opposés : l'un primitif ou d'action ; l'autre secondaire ou de réaction.

« Lorsqu'une influence morbifique vient à frapper dynamiquement l'organisme, son action primitive déprime ce dernier, qui bientôt réagit contre elle ; et la lutte qui s'établit entre l'influence morbifique d'un côté et l'activité vitale de l'autre, les désordres par lesquels cette lutte se manifeste, voilà la maladie.

« D'autre part, il n'est pas douteux que l'agent thérapeutique (le remède) n'ait sur l'organisme une action absolue. Soumis à cette action, l'organisme se trouve saisi et pour ainsi dire déprimé par cette puissance nouvelle qui agit sur lui ; mais, en vertu de l'énergie dont il est doué, il tend à réagir et réagit en effet contre l'agent thérapeutique.

« Les phénomènes primitifs ou d'action appartiennent en propre au médicament, tandis que les phénomènes secondaires ou de réaction ne doivent être attribués qu'à l'énergie vitale.

« Par conséquent, toutes les fois que l'on pourra saisir les phénomènes d'action et de réaction; toutes les fois qu'ils se succéderont l'un l'autre, soit qu'il s'agisse d'expérience pure, soit qu'on ait affaire à l'observation des maladies naturelles, la relation de cause à effet est évidente, l'expérience décisive et en tout point concluante. »

Nous en aurions fini avec l'exposition de la doctrine homœopathique si nous n'avions à dire un mot encore sur la manière dont les homœopathes comprennent l'énergie d'action des doses infinitésimales.

On sait que les procédés employés pour les préparations hahnemanniennes sont : la trituration pour les substances minérales, l'expression des sucs végétaux pour les plantes, puis la succussion, lorsque les médicaments, qu'ils soient minéraux ou végétaux, sont amenés à l'état de teinture alcoolique.

Dans l'action de broyer et de triturer un corps, Hahnemann et ses adeptes, loin de ne voir qu'une division pure et simple, pensent que cette modification subie par le corps sert à mettre en expansion, en évidence, les propriétés dont il est doué et qu'il renfermait à l'état latent; que les diverses opérations auxquelles les médicaments sont soumis servent à faire développer en eux des propriétés nouvelles et une activité spéciale qu'ils ne possédaient pas jusque-là.

Enfin, que le seul fait de la dissociation des molécules d'un corps, peut donner et donne à chacune de ces molécules composantes des propriétés que l'ensemble paraissait ne pas posséder.

Certes, toutes ces hypothèses, si ingénieuses qu'elles puissent paraître à des imaginations habituées à se nourrir d'idées métaphysiques, sont loin de pouvoir suffire à l'exigence d'esprits plus positifs.

Sans doute, comprend-on que, dans l'impossibilité de

donner une explication plus satisfaisante à des faits d'ailleurs si évidents, certains aient cru devoir se contenter des allégations et des prétendues démonstrations fournies jusqu'à ce jour par l'inventeur et les principaux disciples de la doctrine homœopathique; sans doute il y a témérité, de la part d'un des derniers venus dans les rangs de la phalange hahnemanienne, d'émettre un doute sur la valeur de la théorie par tous acceptée; sans doute il y a hardiesse à ne pas hésiter à faire entendre une voix dissidente contre les préceptes enseignés par les chefs; mais, en face d'une conviction entière, en présence de lueurs qui semblent vouloir apparaître à ses yeux, est-il permis à l'homme qui a pour devoir d'aller à la recherche du vrai, de ne pas faire un pas en avant, de rester dans les ténèbres, sans oser pénétrer de ses regards la clarté qui semble venir à lui de tous côtés?

Il en est qui acceptent la théorie du dynamisme vital, et celle plus incompréhensible encore de l'action des doses infinitésimales.

Notre intelligence n'a pas su les concevoir, notre raison n'a pu s'en déclarer satisfaite, et notre esprit n'a pu se dispenser d'aller à la recherche d'une explication nouvelle qui fût de nature à répondre aux exigences de notre faible jugement.

Aurons-nous trouvé ce que nous avons cherché avec tant d'ardeur? Nous osons l'espérer; toutefois, notre unique prétention, en publiant cet opuscule, est simplement de donner accès, dans le domaine de la science, à une idée neuve, et qui, reprise et développée par quelque esprit supérieur, peut être utile un jour à la propagation de l'homœopathie, dans ce qu'elle a de réellement fondé.

Mais avant d'arriver, par une voie nouvelle, à la démonstration du mode d'action des agents infinitésimaux, nous ne pouvons nous dispenser de poser des prémices qui découlent naturellement de l'étude de l'homme en état de santé et de l'homme en état de maladie. Et, d'abord, qu'est-ce que l'homme en état de santé ?

Pour répondre à cette première question, peut-être devrions-nous, avant de dire comment nous comprenons les phénomènes de la vie, aborder l'exposition et la discussion des théories émises sur ce sujet par les physiologistes qui nous ont précédés ; mais la tâche nous semblerait trop lourde et serait probablement dénuée de tout intérêt sérieux ; aussi, soit que, sous le nom de spiritualistes, les uns aient cherché à expliquer les phénomènes de la vie par un être imaginaire, l'*archée ;* soit que, sous celui de vitalistes, d'autres aient voulu mettre sous l'influence du *principe vital* toutes les actions organiques ; soit enfin que, plus à plaindre que les premiers, certains physiologistes n'aient voulu voir dans l'économie animale qu'organes et fonctions d'organes, existant par eux-mêmes, source de toute puissance, opérant par leurs propres forces et n'étant soumis à aucun agent supérieur, nous n'entreprendrons pas de les combattre, car exprimer ce que c'est que la vie, c'est chercher l'impossible ; la vie est un de ces faits de sentiment plus que de raisonnement qu'il doit nous suffire de constater et d'énoncer ; l'idée de la vie est une de ces idées claires, qui le sont tant qu'on ne les explique pas, et qu'on obscurcit en voulant y répandre un plus grand jour ; manquant donc de terme de comparaison pour l'apprécier, il est évident qu'elle n'est comparable qu'à elle-même ; aussi, sans avoir la prétention de définir la vie, nous nous contenterons d'énoncer comment nous en comprenons les conditions.

Un assemblage d'organes chargés d'exécuter librement des fonctions diverses, sous l'influence d'une puissance plus spirituelle que matérielle, puissance qui réside dans le système nerveux, voilà l'être vivant, soit végétal, soit animal.

Ajoutez à cette organisation le développement particulier du cerveau que Dieu a départi à la créature humaine avec le principe qui régit les facultés intellectuelles et morales, et vous aurez l'homme en état de santé, ce qui revient à dire qu'en dehors de l'essence qui nous fait communiquer avec Dieu, la vie humaine se résume toute entière dans le système nerveux.

N'est-ce pas, en effet, en lui qu'est toute la puissance de la vie, que résident les propriétés vitales? Qu'est-ce, en effet, que les organes sans les nerfs qui les animent, sans le principe qui les fait se mouvoir? Ont-ils, eux, la puissance de sentir, de sortir de leur état de torpeur, de se nourrir, d'être vivants enfin, en dehors des nerfs qui entrent dans leur contexture, et tout organe ne devient-il pas substance inerte dès l'instant qu'il est privé de l'influence des nerfs qui jusque-là le vivifiaient et l'animaient?

Les fonctions du corps humain sont donc exécutées par les organes, et ceux-ci ne peuvent les accomplir sans que le seul agent qui peut les faire mouvoir (les nerfs) les mette en action.

Prenons une à une toutes les fonctions qui s'exécutent en nous, et voyons si nous en pouvons trouver qui puisse échapper à la puissance qui les régit; soit qu'on veuille examiner les diverses fonctions de la vie organique, c'est-à-dire celles qui servent à la composition, à l'entretien et à la décomposition de notre corps, soit qu'on choisisse celles qui mettent l'homme en rapport avec les agents extérieurs, on n'en pourra trouver une seule qui puisse s'accomplir autrement que par l'influence qu'exercent les nerfs sur les organes chargés de les exécuter.

Qu'on en appelle si l'on veut à l'expérimentation sur les animaux ou à l'observation de certains cas morbides, et l'on verra que, toutes les fois que la lésion d'un nerf est opérée ou que sa destruction est accomplie, la fonction exercée par l'organe auquel ce nerf se distribue se trouve aussitôt modifiée ou complétement abolie.

En faut-il davantage pour établir, d'une part : que les organes ne seraient plus que matière inerte s'ils étaient privés des nerfs qui se ramifient dans leur texture, et, d'autre part, que c'est dans les nerfs seuls que résident la sensibilité et la contractilité, ces seules facultés auxquelles se rapportent, en dernière analyse, toutes les fonctions de l'être vivant? Supprimez ces deux facultés en supprimant les nerfs, toutes les fonctions cessent et il n'y a plus de vie : donc la vie réside essentiellement et uniquement dans le système nerveux.

Ainsi que nous l'avons déjà fait pressentir, il existe dans les animaux deux systèmes nerveux différents : l'un, le système nerveux ganglionnaire, qui, sous son influence, fait exécuter les fonctions semblables à celles qui s'opèrent dans le règne végétal, telles que l'absorption, le cours de la lymphe, la circulation sanguine, la nutrition et les sécrétions; l'autre, le système nerveux cérébral, dont l'influence sert à faire accomplir des fonctions spéciales qui sont l'apanage des animaux seuls, telles que l'innervation cérébrale, les sensations externes, les fonctions intellectuelles, la locomotion, la voix et la parole.

L'un et l'autre de ces systèmes concourent à l'accomplissement de fonctions qu'on peut appeler mixtes, parce qu'elles ne peuvent s'exécuter que sous l'influence combinée des deux systèmes nerveux : ce sont la digestion, la respiration, la génération et l'excrétion urinaire.

Un mot maintenant sur l'organisation, sur les propriétés du système nerveux et sur le rôle qu'il est appelé à remplir dans l'accomplissement de ces opérations fonctionnelles, et, d'abord, sur le système ganglionnaire.

Le système nerveux ganglionnaire existe dans les êtres organisés, et il existe seul dans les végétaux.

Les ganglions nerveux sont de petits corps rougeâtres ou grisâtres situés en différentes parties du corps; chacun de ces ganglions est un centre d'où partent en différents sens diverses branches dont l'ensemble forme une espèce de système nerveux isolé; sortis des ganglions, les nerfs se comportent de plusieurs manières : certains vont immédiatement communiquer avec les nerfs de la vie animale. Chaque ganglion envoie en haut et en bas des branches aux ganglions qui lui sont contigus, ce qui peut faire regarder les ganglions comme se tenant partout et pouvant recevoir les uns des autres les diverses affections dont ils peuvent être primitivement le siége isolé.

Le plus grand nombre de nerfs sortant des ganglions s'entrelacent en forme de réseau, de plexus, et se portent sur les organes voisins et sur les vaisseaux, où ils se perdent; distribués partout, ces nerfs transmettent à toutes les parties, à toutes les fibres, à tous les tissus, l'impulsion vitale qui leur est indispensable pour entrer en exercice; ils possèdent les deux propriétés de la sensibilité organique et de la contractilité organique.

Chaque nerf, à quelque système qu'il appartienne, est formé d'un nombre plus ou moins considérable de cordons juxtaposés les uns aux autres; ces cordons résultent de filets également juxtaposés et unis entre eux par le tissu cellulaire.

Une membrane particulière enveloppe chaque filet nerveux et lui forme un véritable canal qui contient la moelle dans son intérieur; cette substance médullaire est blanchâtre comme celle du cerveau ou de la moelle.

Le système nerveux de la vie animale peut être considéré comme étant d'une part l'agent qui transmet au cerveau les impressions extérieures destinées à produire les sensations; d'autre part, il sert de conducteur aux volitions de cet organe, qui sont exécutées par les muscles volontaires auxquels il se rend.

De même que nous l'avons fait remarquer pour le système ganglionnaire, le système nerveux animal n'est pas strictement borné aux organes de la vie animale; il envoie quelques prolongements dans les glandes et les muscles involontaires.

Les filets des nerfs isolément examinés paraissent avoir des terminaisons différentes; ils se continuent, lés uns avec d'autres filets du même système, d'autres avec les filets du système des ganglions, ce qui produit ce qu'on est convenu d'appeler des anastomoses. Enfin le plus grand nombre se perdent dans les organes.

Les nerfs de la vie animale ont la même organisation de tissus que celle des nerfs ganglionnaires; ils tirent leur origine des trois parties principales de la masse encéphalique : 1° du cerveau ; 2° de la protubérance annulaire et de ses prolongements; 3° de la moelle épinière.

Chaque nerf reçoit ses vaisseaux sanguins des troncs environnants, lesquels y envoient des rameaux qui pénètrent de tous côtés dans leur intérieur.

Le sang qui pénètre les nerfs est, comme celui qui arrive au cerveau, un excitant qui entretient leur action. Quand cet excitant augmente, l'irritabilité nerveuse s'accroît.

Le système nerveux animal jouit de plusieurs propriétés; la sensibilité animale lui est inhérente; cette propriété est sans contredit celle qui est la plus caractérisée dans les nerfs; mis à découvert ou irrités, ils causent de vives douleurs.

En liant un filet nerveux, en le piquant, en le cautérisant, en l'excitant d'une manière quelconque, on obtient constamment le développement de la sensibilité.

L'opinion des physiologistes a été singulièrement parta-
gée sur la manière dont l'influence nerveuse se propage à
travers les nerfs eux-mêmes; les uns ont admis une espèce de vibration, les autres un fluide parcourant les canaux insensibles de ces nerfs. Cette dernière hypothèse paraît encore la plus accréditée.

Que n'a-t-on pas dit sur la nature albumineuse, électrique, magnétique, de ce fluide, et qu'est-il résulté de tart
de raisonnements, si ce n'est la nécessité d'en venir enfin
à l'étude rigoureuse de ces phénomènes, en abandonnant
celles de leurs causes qu'il ne nous est pas donné d'expliquer ?

Ici devra se borner l'exposé succinct des généralités
anatomo-physiologiques sur le système nerveux, que nous
avons cru devoir reproduire, non sans doute dans la pensée
d'enseigner quoi que ce soit de nouveau sur ce sujet à nos
honorables confrères, mais uniquement avec l'intention de
mettre ceux qui voudront nous lire, sans posséder déjà la
moindre notion en physiologie, à même de pouvoir suivre
les applications que nous serons amené à faire de ces
notions à l'étude des cas de maladies.

Après avoir dit comment nous comprenons l'homme en
santé, après avoir démontré qu'au système nerveux seul
appartient la haute influence qui préside à l'accomplissement des diverses fonctions de l'homme, essayons si nous
pouvons arriver à fournir des explications satisfaisantes à
propos de l'origine et du développement des maladies.

On l'aura deviné déjà d'après ce qui a été établi à propos de l'homme en santé: si l'état de santé est représenté
par le jeu des organes qui exécutent des fonctions sous
l'influence des nerfs opérant dans des conditions norma-
les, l'état de maladie sera nécessairement la conséquence
du trouble survenu dans ces mêmes fonctions par suite
des impressions ressenties par le moteur nerveux, ce qui

revient à dire que la maladie comme la santé dépendent de l'état des nerfs.

Si donc les centres nerveux exercent leur influence d'une manière normale, la santé en sera la conséquence; si cette influence est troublée, la maladie ne peut manquer de surgir.

Pour que cette influence exercée par les nerfs sur l'organisme vivant se maintienne à l'état normal, c'est-à-dire à l'état de santé, il faut que les centres nerveux et les nerfs restent soumis eux-mêmes à un certain degré d'excitation qu'entretient le sang qui les nourrit, et que ce degré d'excitation ne soit jamais ni dépassé ni affaibli; il faut encore que les agents extérieurs qui pénètrent dans l'organisme et que ceux qui se développent en nous ne viennent pas surexciter les nerfs, diminuer leur puissance d'action ou les perturber.

Or, c'est ce qui malheureusement arrive dans tout cas de maladie naturelle, c'est-à-dire dans toutes les affections autres que celles qui proviennent de l'action directe des corps vulnérants externes; en d'autres termes, de cause traumatique.

Ainsi nous voilà conduit à établir que toutes les maladies sont amenées par l'action qu'exercent primitivement sur les nerfs, soit l'agent naturel chargé de lui fournir le degré d'excitation normale (le sang), soit les agents divers qui peuvent se développer en nous, soit ceux enfin qui proviennent des éléments qui nous entourent.

Quels sont donc les principes tant internes qu'externes qui ont ainsi la puissance de provoquer sur le système nerveux cette influence malfaisante, et comment devons-nous envisager leur mode d'agir?

En dehors des impressions morales, les agents internes susceptibles d'affecter les nerfs de l'économie sont toujours le produit de lésions préalables, lésions qui ont eu

pour effet de modifier, de pervertir certaines de nos fonctions, les sécrétions principalement, et d'amener, par
suite, dans la circulation, les éléments malfaisants qui résultent du trouble de ces mêmes sécrétions, tels que le
pus et les substances en putréfaction, ainsi que tous les
éléments que peut engendrer l'état de putréfaction lui-
même.

Les agents externes capables d'impressionner le système nerveux, avec plus ou moins d'énergie, sont, d'une
part, ceux qui pénètrent dans l'économie avec les boissons
et les aliments ingérés; d'autre part, les miasmes qui se
trouvent répandus dans l'air et qui pénètrent avec lui
par les voies respiratoires; enfin les virus qui s'intro-
duisent par les pores de la peau ou par la voie des membranes muqueuses; ajoutons-y les variations de tempéra-
ture, les conditions météorologiques.

Voyons maintenant la marche que suivent nécessairement ces modificateurs pour venir opérer leur influence
sur telle ou telle partie du système nerveux et amener
ainsi la maladie.

Des molécules miasmatiques répandues dans l'atmosphère, ou un virus déposé sur les muqueuses ou sur les
téguments dénudés, sont absorbés et viennent se mêler
au sang, avec lequel ils circulent dans les vaisseaux, jusqu'au moment où ces particules miasmatiques ou virulentes sont déposées par la circulation sur telle ou telle
autre partie du système nerveux, et viennent produire
sur lui un effet semblable à celui que produirait une épine
qui serait implantée dans nos chairs.

On sait que, dans le cas de l'épine qui a pénétré dans la
peau, les parties qui entourent le point sur lequel agit
l'épine deviennent rouges, chaudes et tendues. Or, ces
divers phénomènes ne s'opèrent que parce que le sang
arrive dans les capillaires de ces parties en plus grande

quantité qu'auparavant ; et il y arrive en plus grande quantité parce que la fonction des capillaires se trouve surexcitée par cela seul que les nerfs qui président à leurs fonctions ont été excités et lésés eux-mêmes par l'épine, qui a agi sur leur texture.

Eh bien ! ce qui se passe à l'occasion d'une épine ou de tout autre corps étranger introduit dans la peau, nous représente parfaitement l'action qui s'opère lorsqu'une ou plusieurs molécules virulentes ou miasmatiques sont déposées sur un centre, un tronc ou un filet nerveux ; le virus, le miasme, jouent ici le rôle de l'épine : ils excitent, ils modifient ces parties nerveuses, et nécessairement alors les fonctions accomplies par les organes qui sont soumis à l'influence de ces nerfs sont aussitôt, et seront, tant que durera l'action du virus ou du miasme, surexcitées, troublées, perverties ou annihilées, suivant le degré de perturbation qu'auront subi ou ressenti les nerfs eux-mêmes.

Nous ne nous dissimulons pas combien devra paraître hardie la théorie qui nous fait rapporter au système nerveux seul l'origine de toutes les affections morbides ; mais, pourvu que cette manière nouvelle d'envisager la source des maladies nous fasse toucher du doigt ce qui, auparavant, nous paraissait sans forme et sans consistance ; pourvu que nous réussissions à rendre palpables les phénomènes qui, jusque-là, n'étaient sensibles que par les nuages dont ils étaient enveloppés ; pourvu surtout qu'en médecine, et en thérapeutique spécialement, elle nous conduise à savoir diriger contre les vraies causes des maladies les agents médicamenteux qui sont de nature à les guérir, qu'importe qu'elle soit hardie ? Sachons seulement si elle est vraie.

En analysant les phénomènes variés qu'offre à notre examen l'étude des diverses classes de maladies, essayons s'il peut se rencontrer un genre d'affections qui résiste à l'obligation de venir se ranger parmi celles que notre théorie a la prétention d'expliquer.

Adressons-nous d'abord à la classe si nombreuse et si variée des affections inflammatoires, et demandons-nous comment surviennent la douleur, la rougeur, la chaleur, la tension et le gonflement, qui caractérisent leur développement.

Que ce soit de la phlegmasie de l'estomac, de celle du cerveau, des intestins, du foie, du péritoine, de la vessie, des poumons, que nous nous occupions, nous verrons dans chacune le secret de son origine. Choisissons la pneumonie, vulgairement appelée fluxion de poitrine, qui nous servira de type pour toutes les autres.

Une impression de froid se fait ressentir, ou bien un agent interne ou externe pénètre dans la circulation; il est, par elle, mis en contact avec telle ou telle branche du système nerveux qui se distribue dans les poumons. Par ce contact, les nerfs se trouvent surexcités. Par l'effet de cette excitation, les nombreux vaisseaux sanguins du poumon, sur lesquels ces nerfs se ramifient, et qui, par conséquent, ne fonctionnent que sous l'influence de ces derniers, sont activés eux-mêmes dans leurs fonctions. L'apport d'une plus grande quantité de sang dans ces vaisseaux en est la conséquence immédiate, et, la même influence continuant à agir, on voit bientôt la rougeur apparaître, la tension et l'engorgement avoir lieu, et la douleur se manifester et s'étendre, sous l'impression d'une double influence : 1° sous celle qui a primitivement agi sur le nerf ou les nerfs affectés; 2° sous l'influence de la compression exercée sur ces mêmes nerfs ou sur des branches nouvelles par l'engorgement qu'a provoqué la présence de cette quantité de fluide sanguin.

Une autre conséquence de cette infiltration, de cet engouement des vaisseaux capillaires, sera nécessairement

de serrer, de comprimer, d'aplatir même les vaisseaux
absorbants qui, on le sait, existent dans toutes les parties
de l'organisme, et qui sont chargés de pomper autour
d'eux, de reprendre constamment les matériaux que les
organes n'ont pu s'assimiler, comme aussi ceux qui,
après avoir servi à la nutrition, doivent être par eux éliminés.

Les tuyaux de l'air, les bronches elles-mêmes qui se
trouvent disséminées dans la portion du poumon ainsi en-
gouée, ressentiront un état de compression qui aura nécessairement pour effet ou une diminution dans le diamètre de leurs conduits, ou l'effacement complet de leur
passage.

Quant aux phénomènes (symptômes propres) observés
dans les cas de pneumonie, la toux, par exemple, qui
provient de l'irritation des nerfs bronchiques, l'oppression
qui est la conséquence de la difficulté ou de l'impossibilité
que l'air éprouve à pénétrer dans les bronches de certaines parties du poumon ; les crachats sanglants qui proviennent de la quantité de sang qui a infiltré cet organe
au point de suinter à travers les parois des bronches,
tous, comme phénomènes consécutifs, se trouvent expliqués par les anciennes théories comme par la nouvelle ;
mais quelle est celle des premières qui peut avoir la prétention d'avoir rendu raison du plus important de tous
les phénomènes, de celui qui se manifeste dans toutes les
affections inflammatoires aiguës, de la fièvre enfin ?

Considérée, jusque dans ces derniers temps, comme
une affection essentielle, comme existant par elle-même,
comme constituant à elle seule une maladie susceptible de
se compliquer avec toutes les autres, la fièvre pulmonique
ou autre n'est plus, selon la doctrine, plus généralement admise aujourd'hui, qu'un symptôme ou un groupe
de symptômes dont on ignore, toutefois, le siége précis

et les causes déterminantes matérielles ou organiques.

Pour nous, la fièvre n'est, en réalité, qu'un phénomène symptomatique ou le résultat d'une surexcitation transmise au cœur, et à tout l'appareil des vaisseaux et des capillaires sanguins, par l'arbre nerveux, surexcité lui-même par la souffrance de quelques-unes de ses branches.

Il est facile de comprendre, d'après cette idée, comment elle ne peut manquer d'apparaître toutes les fois qu'une influence assez puissante agira sur une branche du système nerveux, de façon à ébranler l'arbre lui-même et à faire mouvoir par lui tous les rouages chargés d'une part d'action dans la grande fonction de la circulation.

Ainsi, on le voit, par cette manière d'envisager la production des maladies, on arrive sans peine à expliquer l'origine, le développement et les terminaisons qui s'observent dans les phlegmasies.

Essayons s'il y aurait plus de difficulté à expliquer, par la même théorie, le mode d'après lequel se manifestent les maladies qui offrent un tout autre caractère. Prenons la classe des scrofules, par exemple ; mais qu'on nous permette, avant d'entreprendre ce sujet, de faire connaître un fluide particulier et des vaisseaux particuliers dans lesquels ce fluide circule ; vaisseaux et fluide qui jouent le rôle important dans les maladies qui nous occupent ; nous voulons parler de la lymphe et des vaisseaux lymphatiques.

Le système lymphatique est l'ensemble des organes qui concourent à la formation et à la circulation de la lymphe, savoir : les ganglions lymphatiques et les vaisseaux lymphatiques. Ces petits vaisseaux très-déliés, transparents, dont les parois, comme celles de tous les vaisseaux, sont formées de plusieurs membranes, présentent dans leur longueur une suite de renflements.

Ces vaisseaux existent dans toutes les parties du corps, ils versent dans les veines les fluides blancs ou incolores qu'ils ont pompés à la surface des membranes ou dans les tissus des organes ; ils communiquent avec les capillaires veineux, dans tous les ganglions lymphatiques. On les a divisés en extérieurs, qui naissent sur les systèmes dermoïde et muqueux (c'est aux lymphatiques muqueux qu'appartiennent les vaisseaux chilifères) ; en intérieurs, qui naissent sur le tissu cellulaire où ils prennent la graisse et la sérosité ; en nutritifs, qui fonctionnent dans le mouvement de décomposition qui a lieu dans les tissus. Tous ces vaisseaux ont leurs nerfs.

La lymphe qui circule dans ces vaisseaux est un fluide incolore qui provient de toutes les matières que l'absorption interne recueille dans les diverses parties du corps ; elle est faite par le système lymphatique au moment même où s'accomplit cette absorption et lorsqu'elle pénètre dans les ganglions. Elle circule dans un ordre particulier de vaisseaux dont nous venons de parler, reçoit, chemin faisant, le chyle, et est versée avec lui dans les veines, où il devient un des matériaux du sang.

Supposez maintenant que les nerfs de ces vaisseaux lymphatiques viennent à subir l'action d'un agent malfaisant, d'un virus qui ait sur eux une action spéciale ; ne voyez-vous pas aussitôt la fonction de ces vaisseaux s'activer? Ceux-ci augmentant leur succion et apportant dans les ganglions où ils passent une surabondance de lymphe qui obstrue ces derniers, et sert à faire développer leur volume naturel ; ne voyez-vous pas encore le résultat non moins fâcheux, mais nécessaire, qui doit suivre ce surcroît d'activité développé dans la fonction de ces vaisseaux? Par eux absorbée en plus grande quantité, la lymphe est transportée jusque dans les vaisseaux sanguins, où elle se trouve mêlée avec le sang. De là, nécessairement, une modification dans la composition intime du fluide sanguin, et de là par conséquence rigoureuse, une altération de nutrition pour tous les tissus, altération qui ne peut manquer de compromettre la santé de l'organisme entier.

Serait-il plus difficile de démontrer le rôle primitif qui est dévolu au système nerveux dans la manifestation d'une autre grande variété d'affections morbides? Voyons encore, et pour en finir, comment il se comporte dans les névroses, cette classe de maladies si peu connues qui ont toujours fait et qui sont destinées à faire longtemps encore le désespoir de la vieille école.

Les médecins ont donné le nom générique de névroses à des maladies qu'ils supposent avoir leur siége dans le système nerveux et qui consistent, disent-ils, dans un trouble idiopathique des fonctions, sans lésion sensible dans la structure des parties et sans agent matériel qui les produise; en d'autres termes, attendu qu'ils n'ont pas su reconnaître la cause qui donne naissance aux névroses, ou parce qu'ils n'ont pas pu signaler de lésions pathologiques consécutives appréciables par les sens, la classe des maladies nerveuses a été par eux rangée dans l'ordre des maladies existant sans cause et n'étant suivies d'aucune modification de tissu.

C'est en plein dix-neuvième siècle que nous sommes condamné à répéter les erreurs que la médecine a généralement admises jusqu'à nos jours; ce que, pour notre compte, nous n'avons jamais accepté depuis le moment où il nous a été donné de pouvoir apprécier la véritable portée des hautes questions médicales.

Et quoi! parce que vos yeux ne sauraient voir l'agent qui rend l'innervation troublée; de ce que, à la suite des modifications morbides qui s'offrent à votre observation, vos sens n'ont pas la puissance d'apprécier les changements physiques survenus pendant la vie dans le tissu des nerfs; de ce que, à l'ouverture des cadavres, vous ne retrouvez pas de lésion pathologique qui suffise à vous expliquer les souffrances ressenties durant la maladie, vous irez jusqu'à prétendre qu'il n'y a pas d'agent provocateur du trouble observé, et qu'il n'est point survenu, dans le cours de l'affection, la moindre modification organique dans la substance nerveuse?

En vérité, autant vaudrait dire que le malade n'a pu souffrir, puisque vous refusez à sa souffrance et toute cause et tout effet.

Ah! combien vous eussiez été plus logiques, si vous vous étiez dit au contraire : que, de même qu'il ne peut y avoir d'effet sans cause, il ne peut exister de maladie sans agent provocateur qui lui donne naissance ; vous auriez dû vous dire encore que, de même qu'on ne peut comprendre une influence sans résultat, il ne peut survenir non plus d'affection morbide sans modification dans le tissu des organes qui la subissent. Ne répétez donc plus que les névroses sont des maladies dans lesquelles il ne survient aucun changement dans la contexture des nerfs ; avouez tout simplement que vos moyens d'investigation sont insuffisants pour vous permettre de les apprécier. Rien ne peut venir de rien, il faut à tout une cause, comprenez alors que les maladies des nerfs doivent avoir la leur, et reconnaissez aussi que, toute lésion devant produire un changement organique, les affections des nerfs doivent forcément aussi amener dans la contexture des organes des modifications variées ; certainement ces modifications peuvent quelquefois s'effacer avec la vie qui s'éteint, ou se soustraire à votre appréciation, bien qu'elles n'en existent pas moins ; toujours est-il que, par comparaison avec les lésions de toute autre nature, l'existence d'un état pathologique des nerfs ne peut pas être plus niée dans les névroses, que celle du poumon dans la pneumonie, et qu'elle doit être, par conséquent, par tous, nécessairement admise.

Essayons toutefois si nous pouvons trouver pour les névroses ce que vous refusez de leur reconnaître : une cause et un effet.

Pour expliquer cette variété d'affections, notre théorie, au lieu de faire agir, comme elle l'a fait précédemment, l'élément morbide sur les nerfs des capillaires ordinaires, vous fera voir l'agent miasmatique ou autre, introduit dans la circulation et venant impressionner des filets nerveux d'un tout autre calibre, qui, malgré leur extrême ténuité, n'en possèdent pas moins cependant leur importance relative ; mais, afin de bien apprécier quelles sont les branches nerveuses spéciales qui se trouvent atteintes dans les névroses, qu'on veuille bien se rappeler les détails anatomiques dans lesquels nous sommes entré à propos de la structure des nerfs. Nous avons dit que les nerfs étaient nourris, entretenus par des vaisseaux sanguins très-déliés, à peine sensibles à l'œil, peu appréciables quelquefois au microscope ; or, ces petits capillaires ont à leur tour de petits filets nerveux qui entrent dans leur contexture et qui les font fonctionner ; — eh bien, d'après nous, c'est sur ces petits fils nerveux qui tiennent les capillaires des nerfs sous leur domination que, dans les névroses, l'agent morbide vient exercer son influence spéciale.

La conséquence de cette lésion doit être nécessairement la même que celle qui s'observe dans la lésion de nerfs plus importants. Nous avons dit que la lésion du nerf qui fait fonctionner les vaisseaux d'un organe plus ou moins développé a pour résultat tantôt d'augmenter l'activité de cette fonction, c'est-à-dire de faire arriver dans les tissus une plus grande quantité de sang, tantôt de diminuer cette même activité et d'empêcher, par conséquent, l'arrivée dans les organes de la quantité normale de ce fluide ; nous répéterons pour la névrose ce que nous avons énoncé pour

les autres maladies : l'impression ressentie par le petit
filet nerveux, chargé de faire accomplir la fonction des capillaires infiniment petits qui pénètrent au centre des
nerfs, donne à ces petits vaisseaux une impulsion qui doit
varier selon la nature de l'agent provocateur; s'il provoque un accroissement d'activité, il fera arriver dans le
tissu propre des nerfs une plus grande quantité de fluide
sanguin, qui serrera, comprimera la pulpe nerveuse et
fera naître la douleur (névralgie); s'il provoque une
diminution d'influence sur ces mêmes vaisseaux, il
en résultera que ceux-ci n'apporteront plus en assez
grande quantité à la substance propre des nerfs le fluide
stimulant dont elle a besoin; de là la source des névroses.

On le voit donc, ce sera toujours en agissant sur les
nerfs qui président à telle ou telle fonction de l'organisme
vivant que les modificateurs de l'économie exerceront
leur puissance.

Maintenant que nous avons démontré de quelle façon,
selon nous, surgissent et s'établissent les affections morbides, disons un mot sur la manière dont les organes
réussissent, dans les cas de guérison, à se débarrasser des
lésions pathologiques qui les assiégent.

Une maladie étant donnée, comment se dissipera-t-elle?
Soit que la nature soit appelée à faire tous les frais de la
guérison, soit que celle-ci soit amenée par l'action des
agents médicamenteux qui ont la puissance de produire
la résolution des maladies?

On ne saurait révoquer en doute que, dans tout cas de
maladie bien établie, il ne doive exister des lésions, des
modifications de tissu, provenant elles-mêmes de la stimulation ou de la cédation ressentie par les nerfs; que ces
lésions, ces modifications ne soient, dans la plupart des
cas, des infiltrations, des engouements, des engorge-

ments, des transformations des tissus organiques; infiltrations, engouements, transformations qui ont pour résultat de suspendre, par la compression qu'ils exercent,
la fonction des absorbants de ces mêmes parties ; or, on
n'oubliera pas ce qui a été dit dans le chapitre où nous
avons traité de la fonction des vaisseaux absorbants; on
sait que ces vaisseaux existent dans toutes les parties du
corps, qu'ils sont constamment en fonction pour pomper
dans les divers organes et tissus la part de matériaux
nutritifs que ceux-ci n'ont pu s'assimiler, ou les éléments
qui proviennent des engorgements survenus.

Or, si on est forcé d'admettre que, dans les cas de maladie, il doit nécessairement s'opérer dans les tissus saisis
un travail quelconque; que, le plus souvent, ce travail est
une congestion, et que cette congestion a pour effet de
serrer, d'aplatir les vaisseaux absorbants qui font partie
des organes engoués, comment cet engorgement pour-
ra-t-il se dissiper. puisque les seules voies par lesquelles
pourraient être repris les matériaux de cet engorgement
se trouvent effacées ; évidemment, l'état maladif persis-
tera tant que la fonction des absorbants se trouvera di-
minuée ou annihilée, tant que les nerfs de ceux-ci ne re-
cevront pas l'impulsion ou la stimulation nécessaire pour
faire reprendre à ces vaisseaux leur jeu momentanément
ralenti ou totalement suspendu. Mais, dès que les nerfs
sous l'influence desquels s'opère l'absorption reprendront
une certaine liberté d'action, ou dès que, par l'effet de
l'impression produite par un agent médicamenteux sur
ces nerfs, ceux-ci auront pu ressentir le degré de titillation,
de stimulation dont ils ont besoin, les absorbants qui leur
sont soumis sortiront eux-mêmes de leur torpeur et reprendront une certaine activité ; et, en supposant que la cause
congestive ait cessé son influence, l'organe malade ne
tardera pas à être débarrassé de tous les éléments conges-

tifs et de toutes les transformations amenées par la présence de ces mêmes éléments.

Ainsi, c'est par la reprise de la fonction des absorbants que les organes malades arrivent à se débarrasser des modifications pathologiques auxquelles ils ont été soumis.

De cette manière d'envisager la cause, le développement et la résolution des maladies auxquelles l'homme est en proie, doit découler naturellement une méthode thérapeutique nouvelle. L'homœopathie est peut-être cette méthode.

Qu'on ne se hâte pas de croire toutefois que, par l'appel que nous faisons à l'homœopathie, nous ayons été forcé par le besoin que nous avons d'expliquer l'action des agents infinitésimaux, d'aller à la recherche d'une pathologie nouvelle, à laquelle seule pourraient s'appliquer les explications que nous allons fournir sur la manière dont les remèdes homœopathiques opèrent leurs effets. L'une de ces idées est tout à fait indépendante de l'autre, et, quel que puisse être le jugement des hommes de science à propos de la valeur de notre théorie sur l'origine des phénomènes pathologiques, il n'en sera pas moins facile de démontrer que nos appréciations sur la manière dont il faut comprendre l'action des infiniment petits sont de nature à rendre beaucoup plus évidents les phénomènes que la doctrine homœopathique cherche depuis longtemps à démontrer, sans avoir jamais pu réussir à les expliquer d'une manière satisfaisante.

Quoique nos idées soient distinctes, et bien qu'elles puissent se produire au grand jour d'une manière tout à fait indépendante, rien ne saurait mettre obstacle à ce que nous les rendions pour quelques instants solidaires l'une de l'autre, et à ce que nous nous servions de la seconde pour rendre plus évidente encore la réalité de la première ; et, puisqu'il faut à notre théorie nouvelle une thérapeutique nouvelle, nous emprunterons à l'homœopathie ce qu'elle possède d'incontestablement vrai, ce qui ne saurait être mis en discussion, à savoir : l'essai des remèdes sur l'homme en santé et l'emploi des petites doses contre les cas morbides; et nous arriverons ainsi à démontrer en même temps et la vérité de notre doctrine et celle de la médication homœopathique.

Il est évident que, si l'on considère toute affection pathologique comme étant la conséquence de la lésion primitive des nerfs qui président aux fonctions des organes malades, la première indication qui doit s'offrir à l'esprit du médecin imbu de ces croyances doit être d'opérer sur ces nerfs des modifications, des changements, que ceux-ci transmettront à leur tour aux organes pathologiquement atteints; il s'agit de savoir de quelle nature sera la modification à obtenir? quels seront les changements qu'il faudra chercher à provoquer? Évidemment, ils ne sauraient être toujours de la même espèce, et, de même que la nature des influences qui exercent leur empire sur les nerfs varie à l'infini, de même que les lésions produites ne sauraient être toujours identiques, de même on comprend qu'il doit falloir, pour les guérir, des modificateurs qui varieront suivant les variétés d'affections qui se seront produites. Toutes les fois que l'agent morbide exercera sur le nerf une action plus ou moins stimulante, il est évident qu'il faudra faire agir sur ce nerf un remède qui ait la propriété de diminuer la stimulation développée sous l'influence de l'agent provocateur; au contraire, si un virus, un miasme, que j'appellerai sédatif, provoque sur un nerf une action qui ait pour effet de diminuer la sensibilité normale que possède ce nerf, de paralyser en quelque sorte son influence, il est clair qu'il faudra diriger contre cet état particulier des agents médicamenteux qui aient la propriété de redonner à ces nerfs le degré de stimulation

dont ils ont besoin pour exercer leur puissance naturelle.
Nous ne parlerons pas des mille nuances d'altérations que
peuvent ressentir le tronc ou les rameaux nerveux, et,
par eux, les organes qui leur sont soumis; mais il sera nécessairement admis que, toutes les fois qu'un phénomène
morbide se manifestera à l'observateur, celui-ci devra diriger sur le nerf ou les nerfs de l'organe malade un
agent qui ait la vertu de modifier leur état pathologique.

Comment savoir quel est l'agent qui peut avoir une action
spéciale dans un cas de maladie donnée? Voici le moment
d'avoir recours à l'homœopathie, pour faire disparaître
l'embarras dans lequel nous ont laissés jusqu'à ce jour les
anciennes doctrines médicales; nous verrons que l'état pathologique disparaîtra en faisant agir contre lui des agents
qui, expérimentés sur l'homme sain, font développer un
état en tout semblable au cas morbide.

L'homœopathie a eu cet avantage immense sur l'ancienne médecine, qu'elle a eu l'idée d'expérimenter les
agents médicinaux sur l'homme en santé; idée féconde, qui
suffirait à elle seule pour établir la supériorité de cette
méthode, et qui la résume presque en entier.

C'est, en effet, de cette idée première que découlent tous
les avantages auxquels l'homœopathie a le droit de prétendre, et toute la gloire de son immortel auteur.

L'ancienne médecine, au contraire, n'a jamais expérimenté les remèdes que dans les cas de maladies, en ayant
la prétention de conclure d'une guérison obtenue à l'aide
d'un médicament, à l'action nécessaire du même médicament dans des cas en apparence semblables; mais, comme
une affection morbide n'est presque jamais la même chez
la plupart de ceux qui s'en trouvent atteints, c'est-à-dire
comme elle se présente toujours sous des formes variées
et avec un cortége de symptòmes différents, il en résulte
que le remède qui guérit une de ces variétés n'est pas

toujours celui qui est le plus apte à guérir les autres
nuances, quelle que soit la ressemblance qui semble exister entre plusieurs individualités morbides de la même
espèce.

A Hahnemann appartient donc la pensée nouvelle qui le
porte à essayer les médicaments sur des personnes en par-
faite santé ! A lui l'honneur d'avoir découvert par ses essais
quels sont les organes sur lesquels l'action des médicaments porte de préférence, d'avoir établi comment se manifestent les phénomènes morbides par eux déterminés, et
surtout d'avoir su conclure de l'action d'un médicament
dans l'état de santé, à son emploi dans les maladies.

Il ne sera pas sans quelque utilité, je le pense, de faire
connaître ici quelques-uns des préceptes suivis par Hahnemann dans ses expérimentations pures ; ils pourront servir à faire mieux comprendre les explications que j'aurai
à fournir bientôt sur l'action des petites doses.

Le médicament qu'on veut essayer, dit Hahnemann,
devra être administré sous la forme la plus simple ; il sera
administré seul et non précédé ni suivi d'aucun autre.

Le sujet mis en expérience prendra, à jeun, à peu près
la même dose que celle usitée en pratique contre la maladie ; il se passera de nourriture pendant quelques heures,
s'observera avec soin et évitera tout ce qui pourrait dé-
tourner son attention. Son régime sera modéré ; il
s'abstiendra, autant que possible, d'aliments épicés, et
évitera les excès.

Si une première dose n'a pas produit d'effet déterminé,
on doublera la dose le lendemain et, au besoin, le surlen-
demain et le jour suivant. Il sera rarement nécessaire de
répéter la dose si le médecin et la personne qui se soumet
à l'expérience sont également attentifs à ce qui se passe.
Quand on n'administre qu'une seule dose, la succession
des symptômes se montre d'une manière déterminée, et

le succès de l'expérience est plus sûr. Un parviendra égale-
lement à mieux reconnaître la durée d'action du remède :
mais, lorsqu'on se propose uniquement de rechercher les
symptômes d'un médicament faible sans avoir égard à leur
ordre d'apparition et à la durée d'action du remède, il
vaut mieux augmenter chaque jour la dose, et même en
donner plusieurs dans la journée ; alors l'effet du remède,
même le plus doux, ne tardera pas à se manifester.

Pour rechercher les symptômes des médicaments dans
les maladies chroniques, pour produire des exanthèmes,
des pseu-organisations, Hahnemann conseille d'adminis-
trer, pendant quelques jours, une couple de doses par jour
pour en rendre les effets bien sensibles.

Les symptômes propres au médicament ne se manifestent pas tous simultanément, ou le même jour, chez les
différents individus soumis à l'expérience. Les résultats
sont très-variés, ce qui met dans la nécessité de multiplier
les essais sur beaucoup de personnes, lorsqu'on veut connaître l'ensemble de tous les éléments morbides qu'un
médicament est apte à produire.

Le sujet qui sert à l'expérience doit être capable de dé-
crire nettement ses sensations et de rendre compte par lui-
même de ce qu'il a observé : mais les meilleures expériences, dit le grand maître, seront toujours celles que le
médecin fera sur lui-même.

La matière médicale basée sur ces principes ne contient
ni conjectures, ni assertions gratuites, ni fictions ; elle
parle, au contraire, le langage pur de la nature, et il serait difficile qu'elle ne fût par tous acceptée.

Telles sont les conditions auxquelles Hahnemann s'est
conformé dans ses essais sur l'organisme sain, et qui lui
ont permis de reconnaître quels sont les organes dont
l'action médicamenteuse entrave l'activité ou qu'elle mo-
difie ; quels sont les nerfs dont elle éteint la sensibilité ou

qu'elle excite; les changements qu'elle produit dans la circulation, dans la digestion; la manière dont elle affecte l'âme et l'esprit; l'influence qu'elle exerce sur certaines sécrétions, les modifications qu'elle imprime à la fibre musculaire, et tant d'autres phénomènes qui se produisent sous l'impression de sa puissance.

En exécutant ces expériences sur lui-même, il ne tarde pas à découvrir dans l'action des médicaments deux genres d'effets différents qu'il appelle, l'un primaire ou d'aggravation, l'autre secondaire ou de diminution, distinction importante que les médecins n'avaient pas encore faite et dónt la gloire lui appartient encore tout entière.

Hahnemann se prononce très-clairement sur ce qu'il comprend par cette aggravation. « Ordinairement, dit-il, le remède produit au bout d'une ou plusieurs heures, et quelquefois un peu plus tard, une sorte de petite aggravation qui peut durer plus ou moins de temps quand les doses ont été un peu trop fortes; elle a une si grande ressemblance avec l'affection primordiale, que le sujet lui-même la prend pour une aggravation de sa maladie; mais ce n'est en réalité que la maladie médicinale fort analogue au mal primitif et le surpassant un peu en intensité. Elle ne manque presque jamais, et elle est d'un pronostic favorable, notamment dans les maladies aiguës.

Il désigne cette aggravation comme effet primitif du médicament, et on voit dans les maladies chroniques ces effets primitifs ou aggravations homœopathiques se produire dans les premiers six, huit, dix jours après l'usage des remèdes dont la durée d'action est longue.

Il distingue, du reste, deux états différents, savoir :

1° L'aggravation homœopathique qui se manifeste uniquement par l'accroissement de la maladie existante;

2° L'apparition de nouveaux symptômes qui appartiennent au remède seul, et que le malade n'a pu présenter avant l'administration de celui-ci. Hahnemann regarde ces symptômes comme des effets des médicaments.

Il est incontestable que ces deux états s'offrent journellement à l'observation ; ainsi, on voit, par exemple, des exanthèmes, des douleurs et une infinité de maladies augmentant après l'emploi du remède convenable, puis diminuer sensiblement.

Il est même nombre de médecins homœopathes qui considèrent cette aggravation dans les symptômes de la maladie comme étant de si bon augure pour la guérison, qu'ils n'ont pas de plus grand désir que de la voir apparaître, et, s'ils la voient se développer, ils ne doutent plus, dès ce moment, que la maladie ne doive se terminer favorablement.

Pour ce qui est du choix des doses qui, dans les expériences de l'homme en santé, ont le plus d'aptitude à faire développer les phénomènes les plus sensibles, Hahnemann n'a pas toujours été du même avis. Après avoir recommandé l'usage de doses fortes pour obtenir des résultats marqués, il dit, plus tard, dans un de ses ouvrages, que les observations les plus récentes lui ont appris que les substances médicinales ne manifestent pas, à beaucoup près, la totalité de leurs forces lorsqu'on les prend à l'état grossier ; elles doivent être avant tout dynamisées, et ce n'est qu'après avoir été amenées à l'état de dilution, qu'elles manifestent à un degré incroyable leurs forces médicinales. Il est donc clair qu'Hahnemann a abandonné dès ce moment les fortes doses qu'il employait dans les expériences précédentes, et on ne peut en douter lorsqu'il ajoute qu'il est reconnu aujourd'hui que la meilleure manière d'essayer même une substance réputée faible, consiste à prendre pendant plusieurs jours de suite quatre ou six globules imbibés de la 30° dilution, qu'on humecte avec un peu d'eau et qu'on avale à jeun.

Enfin, il conseille plus tard de ne plus faire usage de doses massives, même dans l'expérimentation pure, et de s'en tenir aux doses fractionnées, qui opèrent avec une puissance d'autant plus évidente, que les dilutions sont plus élevées et que le fractionnement est plus complet.

C'est cette méthode qui a prévalu et qui sert aujourd'hui de règle aux homœopathes dans l'expérimentation pure et dans le traitement des maladies.

Après avoir fourni toutes les explications qu'il nous a paru utile de donner pour faire comprendre la doctrine nouvelle, voyons si nous pourrons arriver à rendre clair le mode suivant lequel les médicaments infinitésimaux doivent opérer leur action.

Quelque répugnance qu'on éprouve à parler de soi lorsqu'on a à traiter une question scientifique, nous n'en sommes pas moins obligé à nous mettre en scène pour expliquer comment nous sommes arrivé à nous faire, du mode d'action des remèdes homœopathiques, une idée toute différente de celle qui a été adoptée jusqu'à ce jour par tous ceux qui se sont livrés à l'étude de la nouvelle doctrine.

Comme tous les médecins qui n'ont pas vu ou n'ont jamais expérimenté, nous étions demeuré longtemps incrédule à l'endroit de l'homœopathie et sourd à toutes les sollicitations qui nous poussaient à vérifier la vérité ou l'erreur de la méthode hahnemannienne. Confiant dans les connaissances consacrées par le temps et dans les doctrines accréditées, pénétré de cette croyance, que, bien qu'elle nous fît souvent défaut, la science médicale vulgaire était en possession des seules vérités auxquelles l'humanité pût prétendre, nous marchions, tête baissée, dans les vieux sentiers, sans permettre à nos oreilles d'écouter les concerts imposants que faisaient entendre autour de nous les guérisons homœopathiques, quand un homme vint à nous, plein de savoir, imposant par son caractère, armé de convictions profondes, et nous répétant sans cesse : Voyez ! étudiez ! pratiquez !.....

Nous avons vu, nous avons étudié, nous avons pratiqué, et nos premiers essais, entrepris avec hésitation ou défiance, nous ont d'emblée convaincu que dans l'emploi des agents infiniment petits résidait la grande vérité thérapeutique. Que le docteur Andrieux reçoive ici un témoignage public de toute notre gratitude pour avoir bien voulu diriger nos premiers pas dans cette voie nouvelle et nous avoir initié, presque contre notre gré, au vrai secret de l'art de guérir.....

Mais, plus les succès dépassaient nos espérances, plus nous nous demandions comment des agents, dont nous ne pouvions comprendre la valeur, pouvaient avoir le degré d'énergie suffisant pour produire des résultats si clairs, si précis, si palpables. Ces effets étaient patents ; il était impossible de les nier, de nier l'évidence.

Les guérisons merveilleuses obtenues dans des cas aigus, comme dans des cas chroniques, étaient là, lorsque nous nous surprenions à douter encore, des témoins obstinés qui nous rappelaient à la réalité. Mais alors, puisqu'il n'était plus possible de fermer les yeux à la lumière, nous nous demandions comment il se faisait que des quantités de médicament si minimes fussent de nature à modifier l'organisme humain d'une façon plus puissante que des doses plus fortes des mêmes médicaments ?

Nous demandions aux homœopathes de nous démontrer que ce n'est pas gratuitement qu'ils accordent au médicament et à l'organisme ces propriétés virtuelles, ces forces dynamiques qui les font lutter l'un contre l'autre ! de nous dire où se trouve le lieu choisi pour ce combat direct ! et de prouver comment il se fait que l'assaillant (le médicament) devient d'autant moins redoutable qu'il entre dans la place avec des armes mieux trempées, et qu'il acquiert d'autant plus de puissance que l'on a diminué sa force massive.

Nous en étions là de nos réflexions inquiètes à propos de ces problèmes, lorsque, cherchant une explication à des faits si étranges, il nous est revenu un souvenir qui nous a singulièrement aidé à répandre un peu de clarté sur une question qui semblait jusqu'à ce jour avoir échappé à tous les efforts tentés pour la rendre moins obscure.

Les phénomènes physiologiques qui nous ont le plus impressionné dans nos études sont, sans contredit, ceux que révèle la puissance du microscope solaire, lorsqu'elle rend sensible à nos sens le mécanisme de la circulation dans les ailes des moucherons et dans les nageoires des poissons les plus petits.

Les observateurs qui ont été à même de le constater savent que le liquide qui circule dans les vaisseaux de ces appendices ne se comporte pas dans tous les capillaires de la même façon. D'un aspect homogène d'abord, dans les gros troncs vasculaires, le liquide circulant semble, à mesure qu'il avance, se diviser en deux éléments distincts; l'un, toujours liquide, aqueux, presque transparent; l'autre, formé de petits globules, de couleur plus foncée, d'un aspect plus nacré, qui circulent en tourbillonnant sans cesse dans le liquide qui leur sert de véhicule.

Arrivés aux points successifs de rétrécissement qu'on voit dans la continuité de ces vaisseaux, la plupart des globules qui se présentent pour franchir ces passages, n'y pouvant réussir d'abord, se retirent en tourbillonnant sur eux-mêmes, se représentent encore, et n'arrivent à se frayer une voie que lorsque, après avoir tenté vainement, un plus ou moins grand nombre de fois, de pénétrer à travers les points rétrécis, ils parviennent à se présenter enfin dans la position qui leur permet un accès facile.

C'est ainsi qu'on voit les globules se comporter devant une série d'arrêts qu'ils ont à franchir successivement, jusqu'à ce qu'enfin l'œil ne peut plus les apercevoir, bien qu'il puisse suivre encore la marche du liquide limpide à travers les capillaires les plus déliés.

Peut-être, au premier abord, la marche pénible de ces globules à travers les capillaires circulatoires ne semble-t-elle pas jeter un grand jour sur la question qui nous occupe ; c'est elle cependant qui nous a fourni le levier le plus puissant pour lever les obstacles qui nous empêchaient d'approcher de la réalité.

Qu'est en effet cette difficulté des globules à parcourir librement les voies capillaires?... Que signifie l'impossibilité absolue où ils se trouvent de pénétrer dans les derniers ramuscules?... C'est que, d'une part, il existe dans le sang des éléments de consistance variée, et dans un état de cohésion différent; que, d'autre part, les tissus organiques sont composés d'une innombrable quantité de petits vaisseaux, trop déliés pour laisser pénétrer tous les éléments qui entrent dans la composition du sang ; que la partie la plus fluide de ce liquide est la seule qui puisse arriver dans un grand nombre de vaisseaux, et que ceux-ci, par leur diamètre trop étroit, ne sauraient permettre aux autres parties constituantes du sang, à tous les globules, par exemple, à toute la fibrine, aux phosphates, au fer et aux autres éléments d'y pénétrer.

De cette appréciation des phénomènes de la circulation à la différence d'action qui existe entre les fortes doses de médicament et les doses diluées, il n'y a plus qu'un pas.

Qu'est-ce qu'une dose d'agent médicamenteux telle que l'entend l'allopathie, telle que la pharmacie la prépare ? Ce sont des grains, des gouttes, des demi-grain, des

quarts de grain, des demi-goutte, des quarts de goutte
qui sont administrés en nature, ou étendus dans cent vingt
grammes d'eau servant de véhicule. Quelque facilité qu'ait
la substance à se dissoudre dans la quantité de liquide
indiquée, croit-on qu'elle s'approchera jamais de cet état
d'atténuation obtenu par les dilutions, et par tous les
moyens de division mis en usage par les procédés homœopathiques, et alors sera-t-il difficile de comprendre que
ces médicaments, encore à l'état massif par rapport aux
préparations hahnemanniennes, ne puissent parvenir aux
nerfs ou aux portions d'organes où ils ont besoin d'arriver
pour avoir une action ?

Évidemment, si les capillaires qu'ils ont à traverser ne
leur offrent qu'un diamètre inférieur à leur propre diamètre, les agents resteront sans action appréciable, puisqu'ils ne pourront l'exercer sur le point où ils doivent
principalement agir.

Si, au contraire, nous avons la puissance de diviser
l'agent médicamenteux jusqu'à le réduire à l'état miasmatique, on ne nous refusera pas d'admettre qu'il puisse
pénétrer jusque dans les rameaux les plus déliés des
réseaux capillaires, réseaux qui forment un des principaux éléments de la contexture intime de nos organes.

Si l'on réfléchit un instant aux ramifications infinies de
l'arbre vasculaire, l'imagination elle-même recule à la
poursuite de toutes les divisions successivement plus multiples du système circulatoire. On ne doit pas oublier que
chaque portion d'organe est composée d'un nombre infini
de capillaires, qui sont nourris chacun par des vaisseaux
plus petits ; ceux-ci par d'autres moins apparents que les
précédents ; ces derniers par d'autres encore plus mi-
croscopiques, ce qui conduit à l'infini.

Eh bien ! s'il est besoin, pour modifier les tissus malades, de faire arriver à travers ces canaux infiniment

petits des substances qui soient de nature à amener les modifications désirables, pense-t-on qu'il sera facile d'y parvenir par l'emploi de doses fortes, par l'administration de remèdes dont les molécules seront agglomérées, et qui devront ainsi s'arrêter en chemin, puisqu'elles ne pourront trouver de voie assez large pour leur livrer passag?

On objectera peut-être que, puisque dans les expériences faites sur l'homme en santé les doses administrées à l'état massif ont pu produire des phénomènes nombreux, il n'est pas besoin d'avoir recours à une division extrême des médicaments pour arriver à expliquer leur puissance?

A cette objection spécieuse, il y a plusieurs réponses à faire : d'abord, nous ne nions pas que, lorsqu'un médicament est donné à dose allopathique, il n'ait la puissance de manifester son action par une série de symptômes assez nombreux, et cette action devra dépendre évidemment des points du système nerveux auxquels les parcelles médicamenteuses auront pu atteindre, et sur lesquelles elles auront une influence spéciale.

Mais si, au lieu de les faire agir seulement sur un tronc principal, auquel pourront les faire aboutir des vaisseaux d'un certain calibre, nous avons, pour le besoin du cas morbide, à le faire arriver sur un filet nerveux, desservi par des canaux plus petits encore, comment y réussirons-nous, si la pénétration a été impossible?

Quelques exemples bien choisis nous serviront, beaucoup mieux que toutes ces inductions générales, à rendre plus évident et plus clair ce point de théorie, qui peut avoir sur la compréhension et sur l'extension de l'homœopathie une influence si marquée.

Supposons, pour un instant, que nous soyons en présence d'une affection de la cornée, d'une tache, d'un ulcère de cette membrane; la première indication qui s'offrira nécessairement au médecin homœopathe chargé de la traiter sera d'obtenir la résolution de cette tache, la cicatrisation de cet ulcère, et cela, bien entendu, en dirigeant contre cet état pathologique des médicaments que l'expérimentation sur l'homme en santé lui auront fait reconnaître comme exerçant des influences spéciales sur les diverses parties de cette membrane; mais, pour que cette influence spéciale puisse opérer un changement dans le tissu épaissi de la cornée, il faudra que l'action du médicament soit directe, c'est-à-dire que le médicament vienne exercer sa puissance sur les nerfs qui président à la circulation des vaisseaux de la cornée, et à celle de ses absorbants, d'après notre système pathologique, ou sur la cornée elle-même, d'après les théories anciennes.

Croyez-vous, maintenant, vous tous qui connaissez l'organisation de cette partie membraneuse, qui avez été à même d'apprécier sa transparence, sa limpidité, sa pureté extrêmes, qu'il serait facile de faire pénétrer à travers ses vaisseaux imperceptibles des médicaments qui auraient des propriétés physiques sensibles? En d'autres termes : que des substances qu'on peut voir et toucher puissent pénétrer dans des canaux qui restent pour nous impalpables et invisibles? La question sera sans doute aussitôt résolue que posée, et nous serons probablement tous du même avis lorsqu'il s'agira de conclure, en disant : que la tache de la cornée ne pourrait arriver ainsi à une complète résolution.

Quelle différence d'action ne devons-nous pas attendre, au contraire, de nos doses infinitésimales, si de leur arrivée sur les tissus malades doivent dépendre, comme nous l'avons dit, les changements à espérer sur la cornée épaissie! Nos remèdes, par leurs divisions infinies, étant à même de pénétrer dans les derniers conduits perméables,

doivent arriver sur la cornée malade, comme ils arrive-
ront à tous les points de l'organisme sur lesquels ils auront une action élective, une influence spéciale, et la cornée pourra être guérie.

Parce que nous n'avons fait qu'effleurer, en passant,
une des objections les plus sérieuses à poser contre cette
théorie, nous ne voulons pas paraître éviter la discussion
et refuser avec intention d'entrer aussi avant que possible
dans les profondeurs de la question. Nous revenons à des-
sein sur la prétention émise d'accorder aux doses massives
employées dans les expérimentations sur l'homme en santé
la faculté de développer sous leur influence des phénomènes aussi puissants et aussi variés que ceux des petites
doses. Cette prétention, si elle était fondée, enlèverait à
notre théorie l'avantage qu'elle revendique, de se fonder
sur le moins de difficulté que doivent rencontrer les petites
doses que les grandes pour pénétrer dans les derniers
vaisseaux capillaires; car, si les fortes doses produisaient
des symptômes en tout semblables à ceux des petites, on
pourrait soutenir avec quelque fondement que les plus
fortes doivent pénétrer aussi avant que les faibles, puisque
leurs effets seraient semblables.

Mais en est-il bien ainsi, et l'emploi des quantités massives a-t-il la faculté de faire développer un aussi grand nombre de symptômes que celui des doses infinitésimales ? Évidemment non. Qu'on prenne la peine d'étudier et de constater la pathogénie de chaque médicament administré
séparément à hautes et à faibles doses, et l'on verra que celles-là provoqueront des effets nombreux sans doute et des
mieux caractérisés, parce que ces effets seront l'expression
d'une action produite sur un gros tronc nerveux par un
agent transporté à travers de gros tuyaux ; mais que celles-
ci (les petites) développeront leur influence médicinale
par des caractères bien plus énergiques et plus variés,

parce qu'elles auront pu agir en même temps et sur les parties dont nous avons déjà parlé, et sur des points qui seront demeurés inaccessibles pour les premières.

Faut-il donc avoir recours, pour étayer notre faible édifice, aux matériaux qu'Hahnemann lui-même nous a légués? — Eh bien! Hahnemann, notre grand maître à tous, a exprimé la même pensée que celle que nous cherchons à développer lorsqu'il a dit : *Que les substances médicinales ne manifestent pas, à beaucoup près, la totalité des forces qui sont cachées en elles lorsqu'on les prend à l'état grossier, et que ce n'est qu'après avoir été amenées à l'état de dilution qu'elles manifestent à un degré incroyable leurs forces médicinales.*

Au reste, supposons même une valeur réelle aux objections qui peuvent être soulevées contre cette théorie ; admettons, si l'on veut, que les fortes et les faibles quantités ont sur l'homme en santé des conséquences identiques? Qu'en résultera-t-il? La question s'offrira sous un nouvel aspect ; il y aura un autre problème à résoudre : si l'action des médicaments est la même dans les deux états opposés de l'organisme vivant : la santé et la maladie. Or, à cette question, il n'y a qu'une réponse négative à poser, car, dans l'état de santé, les vaisseaux sont libres, le fluide circulatoire peut pénétrer partout, et avec lui, si l'on veut, les parcelles médicamenteuses elles-mêmes qui n'auront pas subi de divisions très-sensibles. Dans cet état, en effet, pas d'obstacle ; les voies sont ouvertes, quoique bien étroites ; mais, enfin, les substances médicamenteuses qui ne seront pas trop grossières pourront arriver ; mais, dans l'état de maladie, lorsqu'un tissu pathologiquement atteint aura subi tous les changements, toutes les modifications, toutes les transformations, que la maladie amène ; lorsque (ce qui est évident pour le plus grand nombre de cas) un état d'engouement, d'infiltration, d'induration, de désorganisation, aura obstrué, transformé, avec les divers tissus de l'organe, le plus grand nombre de vaisseaux qui concourent à sa contexture, les choses devront se passer incontestablement d'une tout autre façon, et, là où les substances massives auraient pu pénétrer dans l'état de santé, il ne doit plus pouvoir parvenir que des atomes impondérables.

Voulez-vous encore qu'après le grand patriarche de la science nous invoquions d'autres autorités modernes qui viennent prêter appui à nos démonstrations ?

Voyez les dilutions de Jœnichen, qui sont en si grande vogue auprès des homœopathes. Jœnichen, on le sait, au lieu de s'arrêter à la 30ᵉ dilution, comme l'avaient fait jusqu'à lui Hahnemann et ses disciples, a poussé les siennes jusqu'à deux cents, quatre cents, mille, dix mille, jusqu'à des limites fabuleuses enfin ; et, lorsque les médecins modernes ne peuvent, à l'aide de la 30ᵉ dilution, obtenir des phénomènes marqués, ils ont recours à une de celles de Jœnichen, et, dans la plupart de ces cas, ils obtiennent avec celles-ci ce qu'ils n'ont pu réaliser avec les premières.

Est-il besoin de dire pourquoi les effets de ces dilutions élevées sont autres, à nos yeux, que ceux des dilutions plus basses du même médicament ? C'est que certains atomes de celles-là ont pu arriver là où les atomes de celles-ci n'avaient pu atteindre. Là est toute la question.

Mais, nous dira-t-on peut-être, pour faire admettre que les molécules médicamenteuses pénètrent dans les capillaires, ne faudrait-il pas que vous pussiez les montrer circulant dans les vaisseaux ?

Nous avouons n'avoir jamais eu l'idée de soumettre à l'expérimentation du microscope solaire les tissus d'un être vivant auquel des substances homœopathiques auraient été administrées ; et nous doutons d'ailleurs que des essais de

ce genre eussent pu nous conduire à un résultat quelconque ; mais est-il besoin de les voir se mouvant dans les
régions vasculaires pour être assuré qu'elles y pénètrent,
puisque la chimie démontre la présence de certains des
éléments qu'elle a la possibilité de reconnaître dans les
tissus sur lesquels ces éléments ont une influence particulière? N'est-il pas à la connaissance de tous qu'à l'aide
de l'appareil de Marsh la présence d'un cent millionnième
de grain d'acide arsénieux peut être reconnue dans les
organes qu'il affecte plus particulièrement? On ne nous
refusera pas d'admettre, probablement, que, si les molécules impondérables sont retrouvées dans certains tissus,
c'est qu'elles auront dû nécessairement y arriver.

Nous tenons à dégager la discussion d'une nouvelle objection qui, aussi peu sérieuse que la première, pourrait
néanmoins venir à l'esprit de quelques-uns de nos lecteurs.
On pourrait se demander : si les molécules médicamenteuses, qui ont à traverser l'estomac avant d'arriver dans
les vaisseaux, ne subissent pas, par leur mélange avec
les sucs gastriques, un certain degré d'altération susceptible de modifier leur puissance ? L'arsenic et une foule
d'autres agents qu'on retrouve à l'état normal, par l'analyse chimique, suffiraient à prouver que le travail de la
digestion n'apporte aucun changement dans la nature et
les propriétés des substances ingérées. D'ailleurs leurs
effets sur l'organisme étant toujours les mêmes, on ne saurait admettre qu'elles puissent éprouver la moindre altération ; car, si les sucs gastriques avaient la puissance de
les dénaturer, l'action des médicaments devrait varier
suivant les changements ou modifications qui surviennent
dans les liquides gastriques eux-mêmes ; mais veut-on la
démonstration de la non-altération des médicaments par
les sucs de l'estomac? La voici. Soit qu'on fasse pénétrer
les remèdes homœopathiques par la voie de l'olfaction,

soit qu'on les fasse absorber par la langue, ou par tout autre point des muqueuses, ils produiront exactement les mêmes effets que lorsqu'on les fera passer par l'estomac, et *vice versa*.

Ces considérations suffiront probablement pour élucider la question que nous avons soulevée; mais nous n'aurions rempli que la moitié de la tâche que nous nous étions imposée, si, après avoir démontré quel est le mode suivant lequel les médicaments infiniment petits exercent leur action, nous n'arrivions à démontrer aussi clairement la réalité et la nécessité de cette action elle-même.

Un savant, auquel nous faisions part dernièrement de nos idées sur la marche des médicaments à travers les petits vaisseaux, nous disait avec tout l'accent de la conviction : Oui, je comprends parfaitement votre théorie: vous faites pénétrer jusque sur les tissus, où doivent s'opérer les effets médicamenteux, les molécules de ces médicaments et les seules qui puissent y arriver; l'idée est claire, simple, frappante par son apparence d'exactitude; mais comment démontrerez-vous que ces doses si minimes, que ces molécules si infimes, puissent avoir une puissance suffisante pour exercer une action quelconque? Elles n'en sauraient avoir aucune, puisque vos dilutions ont été poussées si loin, qu'elles ne peuvent avoir rien conservé du remède primitif.

Voulez-vous vous remettre en mémoire, répondîmes-nous à notre interlocuteur, un exemple concluant dont on se sert en physique pour démontrer la divisibilité de certains corps? Un grain de musc, vous dit-on, qui a été déposé dans un appartement pendant dix ans, et qui, après ces dix ans, est pesé de nouveau avec les balances les plus exactes, est reconnu n'avoir pas perdu un atome de son poids; et néanmoins, pendant ces dix ans, il s'est échappé de ce corps

des molécules si innombrables, que l'air de cet appartement, alors même qu'il aura été renouvelé tous les jours,
en aura été constamment imprégné et imprégné à ce
point, que, sur un grand nombre de personnes qui
auraient séjourné momentanément dans cet appartement, beaucoup auraient pu être impressionnées d'une
manière plus ou moins fàcheuse ; ainsi les uns ont
pu être saisis d'éblouissements, d'autres de céphalalgie,
certains de tintements d'oreilles, ceux-ci de vomisse-
ments, ceux-là de crises de nerfs variées. Voilà certes, des
phénomènes bien authentiques, qui peuvent s'observer
tous les jours, qui à tout instant frappent nos sens et qui
font dire à tous ceux qui les ressentent : Voilà une odeur
qui me fatigue ! Le musc me porte à la tête ! il m'a donné
la migraine ! il m'occasionne des maux de cœur, etc.,
sans que personne ait jamais songé à se demander comment
cette substance peut provoquer de tels effets, sans que la
médecine ait jamais pris la peine de fournir, à ce propos,
la moindre explication satisfaisante.

Eh bien ! vous le saurez maintenant, vous tous qui niez
l'action des doses infinitésimales et qui ne vous doutiez
pas qu'avant les travaux d'Hahnemann les petites doses
avaient, en tant de circonstances déjà, manifesté leur
puissance. C'est à l'absorption de ces molécules miasmatiques pénétrant à travers les muqueuses nasales et respiratoires qu'est dû leur transport sur les centres ou sur
les filets nerveux, et qu'on doit attribuer les perturbations
diverses qui se produisent dans certaines des fonctions
animales et des fonctions organiques. Et cependant les
doses agissantes sont-elles massives? les quantités qu'on
voit produire de tels effets sont-elles, au moins, un
peu plus appréciables que celles dont se sert l'homœopathie
pour obtenir ses résultats? Évidemment non, et l'esprit le
plus prévenu ne pourra se refuser à admettre que, dans

cette comparaison, l'avantage de quantité appartient incontestablement tout entier aux remèdes homœopathiques.

Or, si vous êtes forcés de reconnaître à ces atomes impondérables une action que vous ne pouvez nier; si vous êtes contraints de constater, malgré vous, et leurs effets et leur puissance, de quel droit viendrez vous prétendre que les doses homœopathiques sont sans vertu, parce qu'elles vous paraissent trop minimes? Ah! je le comprends, les effets de ces vapeurs vous frappent d'étonnement lorsqu'on vous force à réfléchir à l'énergie de leurs manifestations, et vous devenez plus sérieux dans vos railleries que vous ne l'étiez lorsque vous alliez disant et répétant sans cesse : Jetez un grain ou une goutte de remède dans un lac; buvez une cuillerée de l'eau de ce lac, et vous aurez des effets homœopathiques ! Vous saviez bien que ce n'est pas ainsi qu'on parvient à les obtenir; et votre bonne foi vous a nécessairement fait défaut dans cette appréciation, ou votre légèreté vous a poussés à vouloir juger des points scientifiques sans les connaître; car, pour ceux qui ont voulu savoir comment se préparent les remèdes homœopathiques, il a été facile d'apprendre que c'est par la trituration et la succussion exercées successivement sur de petites quantités à la fois, cent gouttes, par exemple, que le mélange intime et la division complète du médicament primitif peuvent être seulement obtenus. Il faut trente fois cent gouttes ou trente fois cent grains pour arriver aux divisions les plus extrêmes de celles que l'homœopathie emploie le plus souvent. Cessez donc vos mauvaises plaisanteries, et renoncez à votre rapprochement de mauvais goût si vous tenez à éviter le contre-coup du ridicule que vous essayez en vain de déverser sur les préparations homœopathiques.

Mais cela ne suffit-il pas? et en voulez-vous encore, des

effets homœopathiques que nous n'irons pas chercher dans l'action des médicaments?

Essayez de passer la nuit dans un appartement nouvellement peint, et vous nous direz, le lendemain, à quelle quantité de céruse vous pouvez attribuer les effets morbides qu'elle n'aura pu manquer de développer en vous et de développer peut-être à un degré toxique. Il en aura pénétré, par vos pores et par vos voies respiratoires, tout juste la même quantité pondérable que celle par laquelle, dans les émanations du musc, nous avons vu se produire des effets incontestés.

Avez-vous entendu parler du mancenillier, arbre qui croît dans l'Inde et dont les fleurs laissent échapper des émanations qui font endormir pour toujours le voyageur qui a eu l'imprudence de se reposer sous son ombrage? Pensez-vous que ce soit par leur quantité pondérable que ces fleurs empoisonnent l'atmosphère ambiant et qu'elles donnent la mort? Dans ce fait encore, pourrez-vous nier l'action des doses infinitésimales?

Le chloroforme, cet agent si subtil dont se sert la chirurgie pour assoupir la sensibilité de ceux qui ont à subir des opérations douloureuses, ne vous offre-t-il pas un nouvel exemple d'une action puissante amenée par de bien faibles doses, puisque vous savez que, si l'opérateur a eu le malheur de faire respirer, durant une seconde de plus qu'il ne le faut, les vapeurs de cet agent, son malade est frappé sans retour et ne se réveille plus?

Vous rencontrerez tous les jours des femmes dont la sensibilité nerveuse est exaltée au point que le parfum d'une fleur, même cachée à leurs regards, suffit pour provoquer en elles des accidents nerveux de toute sorte; et, cependant, pourra-t-on dire que les fleurs, pour produire de si singuliers phénomènes, agissent par des quantités massives?

Trouvera-t-on quelqu'un qui puisse se vanter d'avoir jamais constaté le poids et les qualités physiques des miasmes contagieux qui, après avoir traversé les mers, nous arrivent cachés dans un ballot ou enfermés dans une lettre?

Le fait de l'acide hydrocyanique ou acide prussique n'est-il pas connu de tout le monde? Qu'on touche la conjonctive d'un cheval avec un chalumeau de verre préalablement trempé dans cet acide, et l'animal tombera foudroyé.

Si nous voulions donner un exemple plus frappant encore de l'énergie des petites doses, pris dans l'action des médicaments, nous n'aurions qu'à citer les curieuses expérimentations qui ont été faites, à l'aide de l'électricité, par M. le docteur Laville de Laplaigne, de Bordeaux. Qu'on se figure un tube de verre, contenant une préparation médicamenteuse homœopathique, fermé à ses deux extrémités, traversé par une tige métallique faisant saillie aux deux bouts et se terminant en pointe par une de ses extrémités. En faisant agir un courant électrique sur la partie émoussée de la tige, pendant que sa pointe est appliquée sur les téguments de l'abdomen de celui qui se soumet à l'expérimentation, on fait pénétrer une dose de médicament assez puissante pour développer tous les phénomènes caractéristiques de la substance renfermée dans le tube.

Il n'est pas douteux pour nous que, dans une foule de circonstances analogues où l'action de certains agents subtils est instantanée et comme foudroyante, ce ne soit par un mode de pénétration semblable, par un courant électrico-nerveux, que l'agent, après avoir produit son impression sur les premières branches frappées, communique son action sur les centres nerveux.

Les nerfs sensoriaux sembleraient être spécialement en possession de cette faculté de transmission.

Nous bornons là les citations que nous pourrions multiplier encore à l'infini si le besoin s'en faisait sentir pour la
cause que nous défendons. Les exemples fournis seront
plus que suffisants pour démontrer, même aux plus
incrédules, que, puisque la nature s'est plu à manifester
à tout instant, et sous les yeux de tous, l'action des doses
infinitésimales, il y aurait mauvaise foi à vouloir nier celle
des agents homœopathiques, qui, dans des mains habiles
à les manier, produisent aussi de si merveilleux résultats.

Nous croyons avoir tenu l'engagement que nous avions
pris, et avoir démontré clairement quel est le mode d'après
lequel les remèdes homœopathiques exercent leur action;
avoir prouvé la réalité de cette action elle-même. Il nous
resterait à exprimer notre pensée sur la nature de cette
action que nous supposons maintenant incontestée;
c'est ce que nous allons tenter.

A notre avis, ainsi que nous l'avons déjà fait entrevoir,
l'homœopathie n'a eu qu'un avantage réel sur l'ancienne
médecine, mais un avantage immense dominant tous les
autres, puisque de celui-ci découlent tous ceux auxquels
elle croit avoir droit de prétendre; elle a su, par l'expérimentation pure, apprécier l'action des médicaments,
c'est-à-dire constater la manifestation de symptômes nombreux qui, sous l'impression de ces substances, se produisent sur les diverses parties de l'organisme; ce qui a poussé
l'auteur de l'expérience à appliquer à la curation des maladies des agents qui avaient la propriété de provoquer
sur l'homme sain des phénomènes en tout semblables à
ceux de ces mêmes maladies. Idée mère qu'on est surpris
de n'avoir pas vu se produire avant Hahnemann, et qui
est, à vrai dire, la base de tout l'édifice homœopathique.

Mais que prouvent, en dernier résultat, pour des observateurs sérieux, les divers phénomènes obtenus par
l'expérimentation pure? Ils démontrent un des points les

plus importants de la thérapeutique, à savoir : que tel
médicament a une action élective, qu'il produit des effets
spéciaux sur tel ou tel organe, sur telle ou telle portion
d'organe, ou sur un ensemble d'organes : conséquemment,
sur telle ou telle fonction du corps humain ; et que, lorsqu'une maladie naturelle viendra à se manifester, le médecin aura à sa disposition des agents qu'il saura d'a-
vance devoir apporter sur l'organe malade ou sur les nerfs
de l'organe malade, une influence quelconque. Reste à
définir la nature de cette influence que doit subir la partie
souffrante. Pour nous, elle est la même que celle qui
s'exerce sur l'organe en santé dans les cas d'expérimentation pure. Le remède agit sur l'organe atteint, tout juste
comme il agirait si l'affection naturelle n'existait pas ; par
son action sur les nerfs plus profonde, plus complète que
celle que peut exercer l'agent morbide, il fait développer
des symptômes qui lui sont propres, qui viennent s'ajouter
à ceux de la maladie, ce qui explique l'aggravation momentanée qui s'observe le plus souvent après son emploi.
Cette nouvelle influence médicamenteuse se substitue à la
première, c'est-à-dire à l'agent morbide, qui se trouve éliminé ; et, comme l'action du médicament n'est que fugace,
momentanée, passagère, il s'ensuit que, après s'être sub-
stituée à l'agent morbide en impressionnant les nerfs plus
profondément, elle disparaît elle-même en laissant l'organe primitivement atteint dégagé de la première comme
de la seconde influence morbide, dont les éléments primitifs sont éliminés par l'absorption ; et, dès lors, les fonctions exécutées par ces organes peuvent reprendre leur
exercice normal, tout juste comme les muqueuses malades
arrivent à la guérison lorsqu'à leurs affections naturelles
le médecin allopathe a substitué, à l'aide du nitrate d'ar-
gent, un état pathologique artificiel qui entraîne la
disparition de l'affection primitive.

Résumant tout ce qui a été dit sur les causes déterminantes des maladies, sur leur mode de développement, leur traitement et leur disparition, nous tenons à bien faire comprendre l'ensemble de ma théorie. On peut voir, d'une part, un agent morbide frappant un ou plusieurs nerfs de l'économie; ceux-ci communiquant l'impression ressentie aux organes qu'ils font mouvoir et fonctionner, et amenant ainsi dans les fonctions un trouble, d'où résulte la maladie. D'autre part, un agent médicamenteux opérant, ainsi que l'indique l'expérimentation pure, de la même façon que l'agent morbide, mais influençant les nerfs déjà atteints d'une manière plus profonde, substituant son action momentanée à celle du principe provocateur de la maladie, réduisant ce dernier à l'état de corps étranger qui doit être éliminé, et entraînant, en disparaissant lui-même, la disparition de l'affection primitive.

Telle est notre théorie, qui, mieux que les anciennes doctrines, nous semble donner l'explication de l'origine des maladies, de leurs causes, des lésions qu'elles amènent dans l'organisme, de leur évolution et de leur terminaison.

Il peut se faire qu'elle ne parvienne pas à séduire de prime abord les esprits sceptiques; toujours est-il que, pour notre compte, nous ne sachions pas avoir rien appris en médecine qui ait laissé dans notre esprit plus de clarté, plus de netteté et de satisfaction que nous n'en trouvons dans la nouvelle manière d'envisager les cas pathologiques et le mode d'action des agents médicamenteux qui ont la propriété de favoriser la guérison.

Ce n'est pas que, à l'exemple de certains disciples d'Hahnemann, nous cherchions, dans notre enthousiasme pour la méthode nouvelle, à rabaisser tout ce qui a été fait jusqu'à nos jours par la science allopathique. Les travaux de nos devanciers ont trop d'importance à nos yeux pour que nous consentions à laisser croire qu'à notre avis il n'y aurait plus qu'à les fouler aux pieds, et qu'il nous soit utile, pour faire ressortir le besoin impérieux de principes plus stables, de refuser aux anciennes doctrines toute valeur et toute utilité. A chacune des méthodes sa part de justice; mais, en homme convaincu, nous ne pourrons permettre, en négligeant de faire connaître leurs côtés faibles, que les partisans de l'ancienne médecine appelée exclusivement rationnelle, non sans prétention, mettent tout en œuvre pour lui conserver le monopole de la considération, dont elle a longtemps joui, et pour traîner ignominieusement dans la poussière la nouvelle doctrine, qui, sans conteste, cependant, l'a dépassée aujourd'hui. Nos attaques seront franches et loyales. Nous ne demandons à nos adversaires que sincérité et bonne foi, bien persuadé que, s'ils n'ont pas de parti pris d'avance, et s'ils ne s'opiniâtrent pas à vouloir rester, malgré tout, dans les sentiers battus, ils ne pourront s'empêcher de reconnaître avec nous l'immense supériorité de l'homœopathie sur les autres méthodes.

Consacrons quelques instants à l'examen de ces autres méthodes, afin qu'on puisse juger, avec connaissance de cause, de la valeur de chacune d'elles, et établir ensuite une comparaison entre ces dernières et l'homœopathie.

Le grand nombre de méthodes curatives que la médecine possède, et auxquelles les différentes écoles ont donné plus ou moins d'extension, peuvent se réduire aujourd'hui à trois, qui seraient mieux désignées par les appellations de modes curatifs, ou manières de guérir. Ce sont :

1° La méthode allopathique ;

2° La méthode antipathique ;

3° La méthode homœopathique.

Les principes de ces méthodes se résument de la manière suivante :

1° Guérir par des remèdes qui, en agissant sur des organes, des systèmes, des parties du corps autres que ceux qui sont malades, provoquent, dans les parties saines, un état pathologique qui amène la dérivation de la maladie primitive;

2° Guérison par des remèdes appliqués sur le système ou l'organe malade lui-même, qui déterminent un état contraire à celui que l'on veut faire disparaître;

3° Guérison par des remèdes propres à guérir un état semblable à celui qu'ils produisent dans le corps sain.

DE LA MÉTHODE ALLOPATHIQUE.

La maladie qui a établi son siége dans une partie du corps peut se développer, gagner les organes correspondants, et s'étendre progressivement à la plupart des ramifications de l'organisme.

On voit quelquefois la maladie quitter la place qu'elle occupait d'abord, pour passer dans une autre, où elle s'épuise et s'éteint, sans laisser de traces dans les parties primitivement affectées.

Dans le cours d'une affection hypocondriaque, par exemple, on voit parfois apparaître des furoncles, dont la guérison est suivie immédiatement de celle de l'affection primitive; ou bien, pendant une congestion, une hémorragie se déclare dans une partie éloignée, et fait cesser l'état congestionnel.

L'allopathie imite ce procédé de la nature.

Mais il n'en est pas toujours ainsi; la dérivation produite par la nature n'est souvent que palliative. Dans le cours d'une gastralgie, par exemple, survient une dartre, et, tant qu'elle subsiste, la cardialgie ne se manifeste par aucun symptôme, le malade se rétablit; ou bien un ulcère se déclare au pied d'un malade atteint de vertiges, et ceux-ci n'apparaissent pas tant que l'ulcère coule. Dans ces deux cas, pourra-t-on considérer les deux malades comme délivrés de leur affection? Non, nous dirons seulement qu'ils sont débarrassés, pour un certain temps, d'un mal pour un autre relativement moindre.

L'allopathe se contente d'appliquer un emplâtre de poix sur l'estomac pour produire une contre-stimulation, ou un cautère au bras pour délivrer le malade de ses vertiges.

C'est sur de pareils procédés que repose en grande partie la théorie et la pratique de l'ancienne médecine; c'est là l'origine de ses dérivations et révulsions, dont elle ne peut se passer ni dans les maladies aiguës ni dans les maladies chroniques. Elle cherche à imprimer une autre direction à la maladie en déterminant une action loin de la partie souffrante, en lui procurant une issue à l'aide d'un nouveau produit qu'elle provoque.

Bien que les dérivations aient leur modèle dans la nature, elles ne sont cependant que des détours que l'art change fréquemment en fausses routes.

Ces dérivations et révulsions exercent sur l'organisme une action insolite en rendant malade une partie qui ne l'était pas. En principe, ces dérivations ne doivent s'exercer que sur des organes et des parties d'une importance moindre que celle de l'organe malade; c'est pour cela qu'on s'adresse si souvent à la peau et au tissu cellulaire sous-cutané plutôt qu'à un organe plus important. Il est, d'un autre côté, très-difficile d'établir l'ordre d'importance d'après lequel peuvent être classés les différents organes. Lorsque, par exemple, l'allopathie emploie des purgatifs contre une encéphalite, le canal intestinal est, dans ce cas seulement, d'une importance moindre que le cerveau.

Ainsi, on peut regarder comme des détours les dérivations opérées par la puissance médicatrice; elles n'agissent qu'indirectement sur l'ensemble des phénomènes morbides, auxquels elles impriment une autre direction en portant leur action sur d'autres parties non affectées.

La méthode allopathique est l'art dans son enfance, ses procédés sont toujours plus ou moins grossiers, car le médecin qui veut imiter la nature ignore si, dans tel cas donné, elle établira par suite de la médication dérivative la sécrétion la plus convenable, ou bien si cette dérivation aura lieu.

Aussi, l'imitation de la nature par l'emploi des dérivatifs dans un cas particulier est-elle plus ou moins douteuse.

C'est ce qu'on ne saurait nier après un examen consciencieusement attentif, et ce serait se faire illusion que de regarder la méthode dérivatrice comme le *nec plus ultra* de l'art de guérir.

DE LA MÉTHODE ANTIPATHIQUE.

D'après cette méthode, pour traiter rationnellement, on administre toujours des moyens qui produisent précisément ou de prime abord un état entièrement opposé à celui que l'on se représente comme l'essence ou plutôt comme la cause de la maladie à guérir: l'idée d'un traitement antipathique est si naturelle, que l'instinct devait naturellement y mener, et elle est représentée par les termes : *contraria contrariis curantur.*

La méthode curative antipathique a pour base les hypothèses par lesquelles on a cherché à expliquer la nature des maladies; si un individu est faible, dit-on, il doit être fortifié; celui qui est trop fort, affaibli; ce qui est induré doit être ramolli, etc.

C'est à de telles idées, et d'autres de la même espèce, que nous sommes redevables de toutes les propriétés fortifiantes et débilitantes, rafraîchissantes et échauffantes, ramollissantes et astringentes, etc.

Souvent, il est vrai, ces idées s'appuient sur des faits, mais sur des faits faussement interprétés par la théorie.

Telle est, cependant, l'origine des méthodes fortifiante, affaiblissante, dérivative, antiphlogistique, résolutive, antispasmodique; mais ces méthodes ne sont, à proprement parler, que des modes thérapeutiques, puisque chacune d'elles a une sphère beaucoup plus étroite que celle de la méthode antipathique, qui les embrasse toutes.

Tout changement survenu dans la manière d'envisager la nature d'une maladie; toute innovation nosologique, a dû nécessairement donner lieu à la formation de nouvelles catégories de remèdes. Du jour au lendemain, les antiphlogistiques sont devenus excitants, les débilitants toniques, etc. Par là s'expliquent les opinions si contradictoires des hommes d'expérience, qui ne cherchent à s'éclairer sur la puissance du médicament qu'avec les données que leur fournit la pathologie, la chimie, etc.

Forts de leur théorie, les médecins attribuaient à leurs moyens des vertus curatives qu'ils exprimaient par un seul mot; ils les appelaient antispasmodiques, antiphlogistiques, antifébriles, antirhumatismaux, antiscrofuleux, etc.

C'était exprimer à la fois le contraste et la catégorie.

Une des conséquences de cet abus est l'incertitude du traitement.

L'antipathiste s'attache le plus souvent à un seul symptôme, celui dont le malade se plaint le plus, et prescrit contre lui un remède connu pour produire un effet directement contraire; ainsi, la douleur sera combattue par l'opium, parce que cette substance engourdit la sensibilité; la constipation, par des laxatifs; la diarrhée, par les astringents, etc. Mais ce mode curatif est simplement *palliatif;* car les symptômes reparaissent au bout d'un certain temps, et exigent une dose plus forte du médicament, ce qui est un danger. Cette surcharge de médicaments amène une maladie médicamenteuse, ou même la complication de celle-ci avec la maladie qui n'a pas été anéantie.

Cependant, cette médication peut quelquefois amener la guérison. Voici comment : lorsque le remède antipathique convient à l'état général. Ainsi, l'opium fait souvent disparaître la douleur, non parce qu'il est un antispasmodique, mais parce qu'il correspond à un état qui se caractérise par des symptômes de douleur. Dans ce cas, le remède antipathique agit en vertu de la loi des semblables.

Quelquefois le remède antipathique peut agir en stimulant certains des nerfs de l'organisme qui n'étaient pas compromis dans la maladie; par conséquent, en développant certaines actions vitales qui servent de dérivation à l'affection première; mais, dans les cas de ce genre, il guérit seulement d'une manière indirecte, mais non par la loi des contraires.

L'emploi simultané d'un grand nombre de médicaments est encore le résultat de cette méthode; la médecine antipathique ne saurait s'en passer; il faut qu'elle en accepte le préjudice ou qu'elle renie son origine. L'antipathiste peut bien prêcher la simplicité, mais il lui est impossible de la mettre en pratique, à moins qu'il ne fasse rien ou qu'il n'ait recours à la méthode soi-disant expectante; mais, alors, il aura cessé d'être antipathiste, et même d'être médecin dans la stricte acception du mot.

Nous ne reviendrons pas sur les principes posés par la

méthode homœopathique; on sait suffisamment déjà sur
quel fondement elle repose.

Maintenant que nous avons fait connaître succinctement
ces trois méthodes, mettons-les en présence, afin que de
leur lutte puisse résulter pour chacun la conviction que
celle-ci possède plus que celle-là des avantages incontes-
bles pour triompher de la maladie.

Rapportons-nous-en, pour décider la question, à l'expérience, ce juge suprême devant lequel nous sommes tous
forcés de fléchir.

Qu'elle exerce d'abord ses investigations sur les maladies aiguës, et, parmi ces dernières, sur celles contre lesquelles la médecine ordinaire réussit le mieux et le plus
souvent. Elle constatera qu'elles ont trois modes de terminaison différents : ou ces maladies guérissent, ou les malades succombent, ou, souvent enfin, d'aiguës qu'elles
étaient, les affections se transforment en maladies chroniques.

Lorsque le malade succombe, la mort provient nécessairement ou de ce que la maladie a été plus puissante
que le traitement, ou parce qu'elle était compliquée d'une
maladie chronique, antérieurement existante, dont la maladie aiguë n'était qu'une recrudescence, ou bien parce
que le malade n'a pas été fidèle observateur des prescrip-
tions indiquées.

Or, il n'y a pas de médecine qui soit capable de triompher de l'entêtement et de l'incurie du malade; on sait
aussi qu'il existera toujours des états morbides que la
puissance humaine ne saura vaincre; mais il appartient
à la science d'en diminuer le nombre, et l'homœopathie
l'a fait.

Toujours aussi on verra des maladies chroniques compliquer des maladies aiguës, ou des maladies chroniques
revêtir, pour un moment, le type aigu; mais ces cas se-

ront d'autant moins nombreux que nous deviendrons plus puissants contre les maladies chroniques. L'hómœopathie possède cette puissance. L'allopathie peut-elle en dire autant?

Mais revenons aux maladies aiguës.

Nulle part l'ancienne et la nouvelle méthode ne sont plus directement opposées que dans le traitement des maladies inflammatoires. La première, partant du principe que toute inflammation a pour cause une augmentation de l'hématose, cherche à guérir par des évacuations sanguines, qui sont rejetées absolument par les partisans de la méthode spécifique.

Que fait, en effet, l'allopathie par ses évacuations sanguines? Détruit-elle la cause qui a amené et qui entretient l'irritation elle-même? Peut-on dire qu'elle ait la puissance de guérir véritablement l'affection inflammatoire?

En fait, la saignée diminue la congestion locale ou la pléthore générale, en supposant que cette dernière puisse exister; c'est une déplétion mécanique qui s'opère de proche en proche, parce que, dans l'organisme, le vide ne peut exister un instant; mais ce qu'aucun fait ne prouve, ce qu'aucun argument ne saurait démontrer, c'est la relation qu'on suppose exister entre la déplétion sanguine et l'extinction de l'irritation; car, de ce qu'une inflammation cède quelquefois après une évacuation sanguine, il ne s'ensuit pas qu'il faille en attribuer la cessation à cette dernière; elle a pu, dans les cas de ce genre, diminuer ou faire disparaître un des effets de l'influence morbide, qui est la congestion; elle a pu enlever un des phénomènes secondaires de la maladie, et donner ainsi à l'organisme le temps de se débarrasser de l'élément malfaisant, cause première de l'affection; mais on ne saurait avoir pour la saignée la prétention de lui voir opérer une action directe et réelle sur la cause de l'inflammation.

L'allopathie assigne un faux caractère aux maladies aiguës, afin de les mettre en harmonie avec le plan de traitement adopté par elle : ainsi nous la voyons supposer
une pléthore ou surabondance de sang pour cause fondamentale, et saigner copieusement dans la pleurésie et la
péripneumonie aiguës ; dans ces cas, il aurait suffi, comme
l'enseigne et le pratique l'homœopathie, de faire cesser
l'irritation morbide du système nerveux et artériel par des
doses faibles de médicaments internes, pour éteindre en
peu d'heures ou en peu de jours la maladie toute entière
sans avoir besoin d'épuiser les forces du malade, qui ne
peut plus ensuite les recouvrer, ou ne les récupère qu'a-
près avoir langui longtemps.

On comprend que les allopathes puissent regarder la
saignée comme une des armes les plus puissantes qu'ils
aient à diriger contre les inflammations aiguës, et qu'à
leur point de vue ils soient forcés de saigner copieusement dans les maladies inflammatoires, dans les inflammations de poitrine, par exemple. On conçoit qu'ils s'en
soient fait à eux-mêmes une loi inviolable ; mais ce qu'on
ne comprend pas, c'est qu'ils veuillent imposer également
cette loi aux médecins dont la pratique est plus heureuse
que la leur.

Si cette méthode était aussi salutaire qu'ils le disent,
comment se ferait-il que plus d'un sixième des malades
qui périssent chaque année entre leurs mains succombent
à des maladies inflammatoires, ainsi que le témoigne
leur propre tableau de mortalité?

Reconnaissons-le donc : il arrive quelquefois à l'allopathie de faire avorter une inflammation aiguë par d'abon-
dantes saignées, en combattant une des conséquences de
la maladie et en donnant ainsi à l'organisme le temps de
se débarrasser des éléments morbides, ou des impressions
atmosphériques qui, en agissant sur les nerfs de tel ou tel

organe, ont amené les congestions et les inflammations, mais, quelles que puissent être les prétentions de l'allopathie, elle ne parviendra jamais à faire comprendre que, dans une inflammation donnée, la saignée puisse attaquer la cause réelle de la maladie.

Quelles sont, au contraire, les conséquences d'une application intelligente et consciencieuse de la méthode homœopathique?

Dans les maladies aiguës, nous guérissons plus souvent que ne guérit l'allopathie, et d'une manière plus rapide, plus douce et plus durable qu'elle ne peut faire.

En effet, s'il arrive à l'allopathie de faire quelquefois dissiper une inflammation aiguë par des saignées répétées, nous arrivons, plus souvent qu'elle, au même résultat, avec notre antiphlogistique par excellence, l'*aconit;* son action est si prompte, que, dans les maladies aiguës il suffit, le plus souvent, de quelques heures pour se rendre maître de la fièvre et arrêter le mouvement inflammatoire. Dans ces cas, nos guérisons sont infiniment plus douces que celles obtenues par la médecine allopathique; car, n'occasionnant aucune déperdition de vitalité, nous n'avons que de courtes et rares convalescences; et, comme notre médication, en raison de son caractère de spécificité, est toujours directe et radicale, tandis que les moyens allopathiques sont constamment indirects, nous obtenons toujours ainsi des guérisons durables.

Les insuccès de la méthode allopathique ne sont pas toujours signalés par un arrêt de mort, il faut le reconnaître; mais il y a la transformation des maladies aiguës en maladies chroniques, qui témoigne de l'impuissance, si fréquente, de la force vitale à triompher de la maladie lorsque l'art ne lui vient pas en aide; les longues convalescences, qui prouvent combien de peine l'organisme éprouve à prendre le dessus, et, dans les cas les plus favorables, les prédispositions à contracter de nouveau la même maladie, prédispositions qui sont elles-mêmes un premier degré de maladie et qu'un traitement homœopathique réellement approprié ne laisse pas après lui ; car, lorsque l'*aconit*, ce grand modérateur de la circulation, ne suffit pas à guérir les maladies aiguës, il nous reste, après son emploi, à recourir à des médicaments appropriés qui varient selon une foule de circonstances, mais surtout en raison de la différence des symptômes et des causes occasionnelles.

Nous disons en raison de la différence des symptômes, parce qu'en effet c'est là le secret de l'homœopathie ; elle ne possède, en regard des classifications nosologiques créées par l'imagination des allopathes, aucun spécifique de *maladie*, mais seulement des spécifiques de groupes de symptômes ; et les maladies très-diverses, selon nous, que l'ancienne médecine rassemble sous une seule et même dénomination, sont à nos yeux autant d'individualités distinctes, exigeant des moyens curatifs spéciaux.

L'allopathie est-elle plus heureuse dans son action contre les maladies chroniques ? Évidemment non ! Elle renonce même volontiers à la prétention de guérir la plupart des affections de ce genre, et se borne à essayer d'enrayer leur marche en arrêtant les progrès de la désorganisation, c'est-à-dire qu'elle ne peut que reculer le terme fatal, et encore, à quelle condition ? à la condition d'entretenir une maladie artificielle continue à l'aide de vésicatoires, cautères, sétons, moxas, etc. D'autre part, on le sait, il n'y a pas de grandes ressources à attendre dans ces cas des saignées générales ou locales, du régime, quelque sévère et bien ordonné qu'on puisse le supposer.

L'empirisme et la méthode dérivative, voilà toutes les ressources que possède l'allopathie dans les maladies chroniques ; nous l'avons déjà dit : la méthode dérivative n'est jamais qu'indirecte ; c'est pourquoi elle ne peut valoir quelque chose qu'à titre de méthode palliative, c'est pourquoi elle n'est pas curative.

L'empirisme peut guérir quelquefois dans les mains des allopathes ; c'est qu'alors ils ont fait emploi de quelques spécifiques homœopathiques, et cela sans s'en douter.

C'est à tort aussi que les médecins de l'ancienne école donnent les divers caractères, parfois purement imaginaires, et les différents phénomènes des maladies chroniques, qui ne sont que des produits et des manifestations de la cause primitive, pour la cause elle-même de ces affections, et combattent tantôt le refroidissement, le catarrhe et le rhumatisme, tantôt la goutte, les obstructions de la veine-porte, les hémorroïdes, les engorgements des vaisseaux lymphatiques, la faiblesse de l'estomac et des organes digestifs, celle des nerfs, le spasme, la pléthore, l'inflammation chronique, l'hydropisie, etc. ; ils croient voir dans ces états la cause à détruire ; et, quand, par leurs procédés, ils sont parvenus à les diminuer ou à les faire disparaître, ils s'imaginent avoir détruit cette cause elle-même.

Seulement, lorsqu'un de ces caractères ou états a été diminué ou supprimé par la violence de leur médication, quelque autre phénomène morbide, produit différent de la cause fondamentale, ne manque jamais de reparaître à sa place. Comment donc l'état primitif pourrait-il être cette cause, puisque sa cessation n'amène pas une véritable guérison, ne rétablit pas la santé, et qu'il s'ensuit un nouvel état morbide presque toujours même plus grave que le précédent ?

D'où vient donc alors ce qu'on croit être primitivement le caractère de la maladie ? De quoi dépendent la propension du malade à se refroidir, le catarrhe, le rhumatisme, la goutte, les obstructions, les hémorroïdes, etc.? Quelle source primitive doit-on assigner à ces états, puisqu'ils ne sont qu'autant de formes diverses du prétendu caractère de la maladie, des manifestations différentes du mal interne, en un mot des symptômes? et en attaquer un seul par des médicaments, après lui avoir faussement donné le nom de cause, c'est dans la réalité ne faire qu'une mauvaise médecine symptomatique, quoique en agissant ainsi on prétende se conduire d'une manière rationnelle et combattre la vraie cause de la maladie.

Quelle est, à proprement parler, la cause fondamentale de ces maux et des phénomènes secondaires, cause dont la seule destruction peut procurer une guérison radicale et durable, constituer un traitement véritablement rationnel? Voilà ce que les médecins de l'ancienne école n'ont jamais su et ce qu'aujourd'hui encore ils ne veulent point apprendre de l'homœopathie ; cependant, quiconque a observé les effets de la méthode spécifique dans les maladies chroniques sera évidemment convaincu de son importance dans les affections les plus opiniâtres et réputées auparavant incurables. La guérison d'un grand nombre de malades, abandonnés par les médecins ordinaires, en fournit tous les jours des preuves remarquables.

Il va sans dire qu'un certain parti traitera de mensonges de pareilles guérisons; mais on est habitué à de telles injures, et, malgré la mauvaise foi, la vérité finira bien toujours par avoir le dessus.

Évidemment, malgré les nombreux succès inespérés qu'elle obtient, l'homœopathie se garderait bien d'afficher la prétention, par exemple, de ramener à l'état normal tout tissu organique qui est arrivé à l'état de désorganisation ; toute partie qui a subi une transformation radicale, absolue ; il en est de l'organisme comme de l'humanité ; il

est un terme au delà duquel il ne peut plus revenir sur
ses pas ; mais, dans la plupart des autres maladies chroniques, l'homœopathie, bien entendue et sagement appliquée, peut guérir et guérit radicalement.

Il faut le reconnaître, ce fut une grande et fertile pensée
d'Hahnemann que la conception des affections miasmatiques expliquant la source des maladies chroniques ;
je n'en veux pas aborder la théorie, parce qu'elle m'éloi-
gnerait beaucoup trop des limites que je me suis tracées ;
mais, lorsqu'on réfléchit qu'à son aide les maladies qui
font le désespoir de la vieille école s'effacent radicalement ; que des affections nerveuses, par exemple, comme
l'hystérie, l'hypocondrie ; les formes si variées et si insi-
dieuses des gastralgies et des gastro-entéralgies, les affections mentales, les affections hémorroïdaires les plus
avancées, les maladies catarrhales les plus anciennes, les
maladies cutanées les plus enracinées, etc., disparaissent
sans retour, nous disons qu'il faut rendre grâces à
l'homme qui a fait tant et de si grandes choses, et qu'il
y a devoir de conscience à examiner ses œuvres, à vérifier
ses promesses.

Dans les maladies spécifiques, l'allopathie oppose un
traitement spécifique ; aussi réussit-elle souvent, et d'autant mieux qu'elle est plus sobre et plus ménagère dans
l'emploi du médicament approprié ; en d'autres termes,
qu'elle sait mieux se rapprocher de l'emploi des petites
doses ; car, lorsqu'on fait usage du quinquina et du mer-
cure à dose trop forte, il arrive souvent qu'on produit des
maladies artificielles dues à l'emploi de ces médicaments à
doses exagérées ; c'est ce que, en homœopathie, nous nom-
mons des maladies médicales, qui nécessitent à leur tour
un traitement spécial.

Dans les maladies épidémiques, la supériorité de l'homœopathie sur les autres méthodes ne saurait être dou-

teuse. La médecine allopathique peut-elle se vanter d'être
en général fort satisfaite dans ce même genre d'affections?
Il semble que le choléra soit venu à propos pour lui donner la mesure de son impuissance. Le docteur Tessier
dira aux allopathes ce qu'ils ont à nous envier sous ce
rapport ; je me borne, pour mon compte, à leur rappeler
la vérité suivante : vos succès dans les maladies épidémiques sont d'autant mieux assurés, que vous traitez plus
souvent vos malades au moyen de spécifiques, et par conséquent que vous êtes plus souvent infidèles à la médecine
dite rationnelle.

Que conclure de tout ce qui précède ? Si vous n'avez à
espérer de guérison, sinon certaine, au moins probable,
que pour les maladies spécifiques et les maladies d'une
médiocre acuité ; si, dans toutes les autres circonstances,
votre pratique est aventureuse, incertaine, évidemment
votre méthode n'est pas si riche de ressources que vous
soyez fondés à nous repousser sans mûr examen, à nier nos
doctrines sans vouloir les connaître.

Nous avons vu jusqu'à présent, dans la comparaison qui
a été établie entre les anciennes et la nouvelle doctrine,
qu'il n'était pas permis à l'homœopathie de céder le pas à
ses devancières, et que dans ses droits à être présentée au
monde, elle entend conserver le rang de préséance que
lui assignent et sa supériorité et ses services.

Mais en avons-nous fini avec les anciennes doctrines,
et ne nous sera-t-il pas permis de nous servir du pinceau
d'Hahnemann pour peindre encore une des infirmités
les plus chroniques et les plus incurables que l'allopathie
n'a cessé d'étaler aux yeux du monde intelligent ?

A la honte de leurs écoles, les allopathes ne savent
combattre les maladies que par des mélanges de plusieurs médicaments, dont chacun ne leur est connu que
d'une manière superficielle ; et ces mélanges, ils en don-

nent encore plusieurs à la fois, plusieurs dans une même journée. Cette conduite suffit pour réfuter tout ce que ces prétendus à-prioristes disent de leur prétendue simplicité philosophique. Pas un médecin, ni parmi les constructeurs de systèmes, ni parmi leurs sectaires, qui emploie une seule substance simple dans les maladies, et qui attende qu'elle ait épuisé son action pour en donner une autre !

Alors même qu'on connaîtrait parfaitement les vertus de chaque substance médicinale simple, il n'en serait pas moins absurde de donner ainsi plusieurs drogues à la fois ; ce serait toujours traiter en aveugle, et recourir à des méthodes tumultueuses ; car combien l'effet de tant de moyens entassés pêle-mêle doit être confus ! ne doit-il pas être impraticable de faire à chacun sa part de résultat pour être à même, dans la suite, d'augmenter, de diminuer ou d'omettre l'un ou l'autre d'entre eux ?

Tous ensemble, ils produisent un effet moyen, pour l'accomplissement duquel personne ne sait en quoi chacun d'eux a contribué ; on ignore quel est celui qui a modifié tel ou tel autre dans son action, quel est celui qui même quelquefois a agi en sens inverse du premier, et a neutralisé son effet dans le mélange.

Le cas devient plus grave encore, et l'action de prescrire des mélanges de médicaments plus imprudente à coup sûr, quand on songe que toutes les substances ainsi entassées, ou du moins la plupart d'entre elles, ont chacune en particulier une action puissante, mais inconnue.

Si réunir dans une seule formule une foule de substances énergiques dont on ne connaît pas l'action, qui souvent n'est que présumée ou arbitrairement admise ; donner le tout à la fois et fréquemment même plusieurs mélanges semblables l'un après l'autre, sans attendre que chacun ait épuisé son action, et agir ainsi sur des malades dont les souffrances n'ont été jugées que d'après les idées théoriques, envisagées à travers le prisme de systèmes arbitraires; si c'est là de la médecine, et non pas une dangereuse inconséquence, on ne sait plus ce qu'on doit entendre par médecine.

A cela on a coutume de répondre qu'en admettant plusieurs ingrédients dans une formule on les choisit d'après les symptômes et d'après les diverses indications fournies par l'état intérieur du corps.

Comme si une seule substance médicinale, pourvu qu'on la connaisse bien, ne peut pas répondre à plusieurs indications, à un grand nombre, souvent même à toutes celles d'une maladie ! comme si les indications dont on reconnaît la pluralité pouvaient être remplies par une association de drogues dont on ignore la puissance propre, dont les actions s'exercent les unes sur les autres, et se modifient en se détruisant dans le mélange !

Cette manière de mêler des drogues ensemble est la ressource de celui qui, ayant fort peu de notions sur chacun des ingrédients en particulier, se console de ne savoir indiquer aucune substance simple qui soit appropriée au cas morbide en pensant que, parmi le grand nombre de celles dont son mélange est composé, il s'en trouvera par hasard une qui frappera juste.

Quelques grands praticiens allopathes modernes ont si bien senti cette vérité, que, par leur tact médical seul, ils sont arrivés à n'ordonner le plus souvent à leurs malades que des médicaments simples.

Et, si l'état du malade ne s'améliore pas pendant l'emploi du médicament composé, si, loin de là même, il empire d'une manière quelconque. à quelle substance parmi tant de drogues faudra-t-il attribuer ce résultat , afin de pouvoir, dans la suite, la rayer de la formule?

Qu'il est donc peu sage de prescrire des mélanges, souvent si répugnants à l'œil, à l'odorat et au goût, de médicaments à l'égard desquels on ignore comment chacun d'eux agit quand il est seul, et quand il se trouve associé aux autres!

Mais on répond que les vertus des médicaments ne sont pas inconnues. A notre tour, nous demandons alors : Si le peu de mots qu'on trouve sur chacun d'eux, dans la matière médicale, constitue réellement une connaissance exacte des médicaments ? Souvent ce n'est autre chose qu'une liste de noms de maladies dans lesquelles la substance est dite avoir été utile. Nous disons : des noms de maladies, car on ne sait à quels états corporels on a donné ces noms, ni quelle sagesse a présidé à leur appellation.

Et où les auteurs de matière médicale ont-ils donc puisé leurs données? Ils ne les tiennent sans doute pas d'une révélation immédiate, et, cependant, on serait presque tenté de le croire, car elles ne peuvent leur venir de la pratique des médecins, qui, on le sait, croyant au-dessous de leur dignité de ne prescrire qu'un seul médicament dans une maladie, aiment mieux voir la médecine ne jamais s'élever au rang des arts que de renoncer à leur prérogative d'écrire des formules composées d'après les principes reçus.

Si donc la presque totalité de ce que les matières médicales disent relativement aux vertus des substances médicinales simples n'a point été puisé dans l'expérience de savants médecins, à laquelle on ne peut rien emprunter de semblable, d'où l'ont-elles donc tiré? Nous attendrons longtemps la réponse à cette question.

Ainsi, il faut le reconnaître, malgré les transformations presque continuelles qu'ont subies, depuis plus de deux mille ans, les théories physiologique, pathologique et thérapeutique, au gré des divers systèmes, la connaissance des véritables propriétés des médicaments simples est encore dans l'enfance pour les allopathes; et, quoique notre siècle ait marché vers la perfection sous tant d'autres rapports, il n'y a encore qu'une très-petite partie des maladies auxquelles l'homme est sujet qu'on soit en état de guérir, de manière à ne pas pouvoir douter que l'honneur de la guérison appartient réellement au médecin. Les autres demeurent incurables, comme elles l'étaient avant Galien; ou le traitement médical leur fait prendre d'autres formes nouvelles; ou l'énergie vitale en triomphe avec le temps; quelquefois, enfin, elles guérissent par un événement fortuit, d'après les lois homœopathiques, sans que le médecin ait entrevu la liaison de l'effet à la cause.

Tel est le fâcheux, mais véritable état dans lequel est restée plongée la médecine jusqu'au moment où Hahnemann, dans sa conception sublime, eut la hardiesse de demander à l'organisme en santé de l'éclairer sur l'entière et véritable puissance des agents médicamenteux. L'organisme sain a répondu, et répondra encore tous les jours à ceux qui voudront l'interroger, que les médicaments manifestent toute leur action, et d'une manière certaine, sur l'homme en santé, et l'organisme malade n'a pas tardé à faire entendre sa grande voix pour venir prêter appui à l'expérimentation pure, et pour témoigner à la face du monde que les moyens les plus sûrs et les seuls vrais que la médecine puisse posséder pour obtenir des guérisons douces, promptes et durables, se trouvent uniquement dans le domaine de l'homœopathie.

Il faut le reconnaître toutefois, une nouvelle secte s'est formée dans ces derniers temps, qui, malgré toute sa répugnance à s'enrôler sous le drapeau d'Hahnemann, mais ne pouvant résister sans doute à la puissante influence de sa méthode, s'est décidée à expérimenter, dans les cas donnés de maladies, mais à doses encore allopathiques,

quelques-uns des médicaments simples indiqués contre
ces mêmes maladies par la méthode spécifique ; on
peut voir, à tout instant, dans les journaux les plus répandus, indiquée contre telle affection, telle substance,
comme ayant produit les meilleurs résultats. Ainsi, on lit
tantôt que la belladone a réussi dans le traitement de la
coqueluche et de la scarlatine; que le sous-nitrate de
bismuth est utile dans les gastralgies; la teinture de *da-
tura stramonium* dans le tic douloureux; le *thuya occi-
dentalis* dans le traitement des condylomes; l'aconit dans
les congestions actives, etc., etc.

On croirait, en lisant ces observations, auxquelles nous
pourrions en ajouter tant d'autres (car les livres et les
journaux de médecine allopathique en abondent), que
leurs auteurs semblent ne pas se douter qu'ils ont agi d'a-
près la méthode spécifique, alors que c'est à l'homœopathie cependant qu'ils ont emprunté le principe qui les a
poussés à faire l'application de ces médicaments.

Ils trouvent fort commode, ne voulant pas faire l'aveu
de l'impuissance de leurs méthodes, de faire à la doctrine
nouvelle des emprunts journaliers; de les faire en ca-
chette, comme s'il y avait quelque honte à avouer à quelle
espèce de créanciers on a eu recours pour augmenter ses
ressources; comme si l'homœopathie n'avait pas assez de
richesses pour répandre ses trésors avec largesse et en
faire jouir tous ceux qui voudront avoir recours à elle et
lui demander assistance; mais, de grâce, ayez la pudeur
de ne pas renier la main qui vous a prêté appui, et mon-
trez assez de franchise pour ne pas vous faire accuser d'in-
gratitude et de déloyauté.

Ces réflexions me sont naturellement inspirées par
l'emprunt le plus hardi qui ait été fait sournoisement à la
méthode homœopathique, et qui prouvera une fois de
plus la mauvaise foi de ceux qui n'hésitent pas à recourir à

des procédés qui, au point de vue de la science, ne sauraient être qualifiés.

Je veux parler d'une lettre que M. le docteur Munaret a adressée, il y a quelques mois à peine, à M. le président de l'Académie de médecine, lettre qui se trouve rapportée par M. Saint-Rieul Dupouy dans un numéro du journal la *Guienne*.

« On sait, dit M. Saint-Rieul Dupouy, toute la fureur de la vieille médecine contre l'homœopathie et le dédain superbe de MM. les allopathes contre la doctrine d'Hahnemann, qu'ils nient sans la connaître. Toutefois, nos savants officiels ne se gênent guère pour lui faire des emprunts quand cela leur paraît profitable ou utile à leur science ; mais ils se gardent bien, dans aucun cas, de nommer l'homœopathie : lisez plutôt et jugez. C'est M. le docteur Munaret, praticien distingué, l'auteur du *Médecin de la ville et de la campagne*, livre fort estimé dans l'école allopathique, qui adresse au président de l'Académie de médecine de Paris un mémoire intitulé : *De l'emploi des granules en médecine*. Dans ce mémoire, nous trouvons les passages suivants, que nous recommandons à toute l'attention de nos lecteurs.

« Le granule réalise le vœu de Sydenham ; un praticien de campagne peut emporter avec lui, dans une boîte de quelques centimètres, de quoi médicamenter sa clientèle éparse pendant plusieurs jours. Je tiens surtout à faire remarquer combien ces granules seraient utiles aux médecins de campagne peu habitués aux manipulations pharmaceutiques, et qui auraient sous la main une foule d'agents médicamenteux parfaitement pesés et classés, dont l'emploi serait immédiat et n'exigerait aucune préparation. D'ailleurs, l'*atome* d'un médicament énergique reste inaltérable, et un granule quelconque à l'abri de l'humidité peut se conserver un demi-siècle. »

« J'ai administré, sous forme granulaire, *l'aconitine*, la *cicutine*, *l'acide arsénieux*, la *digitaline*, *l'iodure de fer et de quinine*, la *strychnine*, la *santonine* et la *vératrine;* la majeure partie de ces médicaments se compose d'alcoloïdes les plus actifs et même vénéneux, que je n'aurais pas osé introduire dans ma petite pharmacie rurale sans y avoir été engagé par leurs qualités inhérentes à leur mode d'administration, et que je viens d'énumérer.

« Une lettre a des dimensions trop restreintes, monsieur le président, pour vous rapporter textuellement celles de mes observations qui sont favorables à l'emploi thérapeutique des granules; j'en citerai seulément une, la plus remarquable, en vous demandant la permission de vous signaler ensuite les résultats de quelques autres.

« Le nommé Thevenet, cultivateur de Talluyers (Rhône), avait été frappé d'une paralysie du bras droit, à la suite d'une chute, je crois. Il avait déjà consulté plusieurs médecins et essayé autant et plus de remèdes : électricité, douches, frictions, vésicatoires, et même une potion avec l'extrait de noix vomique, lorsqu'il se décida à me consulter.

« Thevenet était un client sur la prudence duquel je pouvais autant compter que sur la force de sa constitution ; en conséquence, je lui avais confié dix granules de *strychnine*, en lui recommandant d'en prendre un d'heure en heure, mais d'en suspendre l'administration dès qu'il éprouverait des secousses trop violentes dans la continuité du membre malade.

« Le troisième jour, mon client, dans son accès de reconnaissance, vint me trouver et me dit en m'embrassant : « Vous m'avez guéri. »

« En effet, il me serra la main avec une main qui ne pouvait, avant mon traitement, retenir un couteau, une pipe, et il avait essayé de faucher dès le second jour.

« J'appris avec détail que le second *granule* avait commencé à lui travailler le bras: « mais j'ai tenu bon, ajouta-« t-il, et me voilà prêt à vous défendre, s'il le faut, avec le « poing que vous m'avez rendu. »

« J'ai substitué un assez grand nombre de fois et avec un succès encourageant des *granules d'aconitine* à une émission sanguine, dans le cas de pléthore, de congestion sur un organe, de ploint pleurétique, et au début d'un rhumatisme articulaire aigu.

« J'ai réussi à combattre certaines constipations des plus opiniâtres avec des granules de *strychnine*. J'ai administré les mêmes granules de *strychnine* à deux femmes âgées, atteintes de cette variété d'hydropisie passive si bien décrite par le docteur Teissier, de Lyon. Il y avait asthénie générale, infiltration séreuse des membres abdominaux ; or, sachant que la noix vomique peut stimuler l'absorption intestinale, je donnai la préférence à son principe immédiat, et le succès dépassa mes espérances, car, malgré les complications les plus graves : l'usure organique, mes deux clientes guérirent, et continuent, depuis bientôt un an, à se bien porter.

« Enfin, monsieur le président, j'ai eu le bonheur de délivrer ma femme et trois autres personnes d'accès de fièvre nerveuse se renouvelant tous les soirs, à l'aide d'*un granule d'acide arsénieux* pris à jeun, le matin, pendant une durée moyenne de trois à sept jours.

« Mais toute médaille a son revers : un médicament qui se présente au malade avec les apparences agréables d'un bonbon peut inviter aux imprudences. On se figure, dans le public, que l'efficacité d'un remède doit être toujours en raison de la quantité, et, avec la pensée d'avancer l'heure de sa guérison, à l'insu du médecin, au lieu d'un granule, on en avale *deux, trois;* voilà un danger que je dois signaler et qu'il faut prévenir.

« Dans le cours de mes expériences, j'ai aussi rencontré des constitutions assez impressionnables pour ne pouvoir tolérer *un granule à la fois*. La supérieure du pensionnat d'Érigny, à laquelle j'avais administré un seul granule d'*atropine*, fut prise, quelques heures après, d'étourdissements, d'aphonies et d'hallucinations de la vue les plus bizarres, qui persistèrent jusqu'au lendemain. Madame T..., dont le mari est professeur à l'école vétérinaire de Lyon, ayant pris un seul granule de *cicutine*, éprouva des nausées, un sommeil très-agité, et son pouls descendit de quatre-vingt-cinq à moins de soixante-dix.

« Je termine cette lettre, déjà trop longue, monsieur le président, par un doute philosophique : *Le granule est peut-être le grain de sable de Bacon* avec lequel nous pourrons, avec le secours du temps et de l'observation, sa fille, terminer notre pyramide médicale.

« Car, en définitive, il ne s'agit pas seulement d'une préparation officinale à préconiser, mais de la *spécificité* mise à l'étude et de la simplification de nos formules vainement réclamée, depuis Hippocrate, par tous les bons praticiens. *Medicamentorum varietas ignorantiæ alia est*, disait le philosophe que je viens de nommer ; j'ajoute que la polypharmacie est la très-proche parente du charlatanisme, qui protége, par une occulte solidarité, la réputation du praticien médiocre et les intérêts d'une profession qui s'en va.

« Si les membres de la commission nommée pour les *granules* m'accordent qu'un grand progrès est en cause à leur sujet, j'augure bien de leur rapport, et, par anticipation, je les remercie au nom de la science, qui veut avancer, et de l'humanité malade, qui veut guérir.

« J'ai l'honneur d'être, monsieur le président, etc.

« Dr Munaret. »

Que penser des globules du docteur Munaret? cela ne vous fait-il pas un peu l'effet des *globules* administrés par l'homœopathie?

Qu'est-ce encore *que cette petite boîte de quelques centimètres qui peut contenir de quoi médicamenter pendant un temps infini la clientèle éparse d'un médecin de campagne,* sinon les boîtes homœopathiques qui contiennent toute une pharmacie?

Mais voici qui est plus grave. Tout le monde sait que les médecins homœopathes ne saignent jamais, et qu'ils administrent l'*aconit* en globules dans les cas d'inflammation. Or, M. le docteur Munaret dit dans son Mémoire : « *J'ai substitué un assez grand nombre de fois, et avec un succès encourageant, des granules d'aconitine* à une émission sanguine, dans des cas de pléthore, de congestion sur un organe, de point pleurétique, et au début d'un rhumatisme articulaire aigu. » Or, un homœopathe s'exprimerait-il autrement? M. le docteur Munaret dit encore : « J'ai rencontré des constitutions, chez certains malades, qui ne pouvaient supporter un granule à la fois ; » et il raconte à l'appui plusieurs faits d'intoxication produits par l'administration d'un seul *granule*. Ou je me trompe fort, ou bien nous voici en plein dans la loi des semblables.

Ce n'est pas tout encore : M. le docteur Munaret termine en disant qu'il ne s'agit pas seulement *avec ses granules* d'une simple préparation officinale à préconiser, mais de la spécificité ; il s'élève donc ainsi du moyen jusqu'à la loi.

Oui, la spécificité, voilà la loi immuable en médecine ; la seule basée sur l'expérimentation pure ; la loi homœopathique enfin, entrevue à toutes les époques par les grands praticiens, depuis Hippocrate jusqu'à Paracelse, et révélée au monde médical du dix-neuvième siècle par le génie d'Hahnemann. M. le docteur Munaret est donc homœopathe, malgré le soin qu'il met à ne le point paraître.

Que penser, en somme, de la découverte qui fait l'objet du mémoire que nous venons de citer? « Les gens bienveillants, dit un journal homœopathique, l'appellent plagiat; ceux qui veulent être justes, ajoute-t-il, l'appellent vol. » Mais qu'importe? gardons-nous de crier au voleur! Car, s'il y a vol, les malades en auront le profit, et le pied boiteux de la justice ne l'empêchera pas d'atteindre, tôt ou tard, ceux qui auront porté atteinte à la plus sacrée des propriétés : celle du génie.

Du reste, M. Pelletier, de Lyon, l'inventeur des *granules*, d'après M. le docteur Munaret lui-même, est un des premiers et des plus célèbres pharmaciens homœopathes de France, et son but, en créant la pharmacie granulaire, a été de mettre l'homœopathie à la portée des allopathes qui, persuadés de la vérité et de l'efficacité de l'homœopathie, n'osent pas, cependant, par respect humain, et à cause de tout le mal qu'ils en ont dit, la pratiquer franchement et au grand jour.

Chose extraordinaire, battue en brèche de tous côtés, attaquée avec une violence sans exemple par les Académies de médecine et par les médecins, l'homœopathie n'en poursuit pas moins son chemin, renversant tous les obstacles et répondant à toutes les attaques par des succès que personne ne peut plus nier aujourd'hui.

D'ailleurs, les vieilles idées ont toujours été en obstacle aux progrès des nouvelles, et toute vérité ne s'est installée dans le monde qu'après y avoir préalablement conquis son droit de cité par la lutte. Galilée était emprisonné pour avoir affirmé que la terre tournait; Harvey était persécuté et traité de fou pour avoir découvert que le sang circulait dans nos veines; et le célèbre Riolan, le plus grand anatomiste de cette époque, disait lui-même qu'il valait mieux se tromper avec Galien que d'être circulateur avec Harvey.

La vaccine et le quinquina, ces deux conquêtes de la science moderne, n'ont-elles pas été plusieurs siècles combattues, malgré l'expérience qui en démontrait cependant les incontestables avantages?

La doctrine des semblables ne pouvait donc échapper à cette loi, qui est celle de toute vérité venant en ce monde; mais, il faut l'avouer, jamais idée nouvelle n'a plus rapidement marché que l'homœopathie à la conquête des esprits.

Voyez, en effet, il y a quinze ans à peine, la France ignorait encore l'existence de la doctrine d'Hahnemann, et, aujourd'hui, presque toutes les villes de France, beaucoup de villages même, ont des médecins homœopathes. L'homœopathie possède partout, à cette heure, en Europe, des chaires, des cliniques, un public et des journaux. Il y a dans ce moment en Allemagne des cours publics d'homœopathie dans vingt-cinq ou trente universités dont huit ou dix jouissent d'une grande popularité. La Suisse, l'Italie, la Belgique, les États-Unis, comptent plus de quarante ou cinquante sociétés homœopathiques florissantes et un grand nombre d'hôpitaux. A Rio-Janeiro, dans le Brésil, l'homœopathie a une académie puissante. En Espagne, un décret de la reine Isabelle II a institué à Madrid, il y a deux ans, une clinique homœopathique, et le gouvernement anglais vient d'adopter officiellement l'homœopathie en organisant un enseignement public homœopathique.

Cependant, malgré tous ces progrès de l'idée nouvelle, l'allopathie ferme de plus en plus les yeux et les oreilles, et s'obstine à vouloir rester stationnaire quand tout marche; bien plus, certaines sociétés de médecine, assure-t-on, ont porté leur esprit d'intolérance jusqu'à décider que nul médecin homœopathe ne pourrait être admis dans leur sein.

Pauvres académies! Ils sont donc tout à fait étrangers,

ces docteurs, à ce qui se passe aujourd'hui dans l'univers savant ; ils ignorent qu'Hahnemann, l'Hippocrate du dix-neuvième siècle, repoussé de Leipzig, il y a trente ans, comme hérétique en médecine, vient d'y être acclamé comme un révélateur, et que sa statue en bronze a été inaugurée solennellement au milieu d'un concours immense de médecins de tous les pays, accourus pour rendre hommage à son génie ! Ils ne savent pas qu'il y a un an environ l'Université de médecine d'Édimbourg raya de ses tableaux le professeur Anderson, parce qu'il exerçait honorablement la médecine homœopathique, et qu'en ce moment ceux-là mêmes qui l'ont rayé sont obligés de subir, par décret royal de la reine Victoria, des professeurs d'homœopathie en punition de leurs erreurs. Heureux châtiment que nous appelons de tous nos vœux, et dont les progrès toujours croissants de l'homœopathie menacent inévitablement, et avant peu, la médecine française !

Espérons, en effet, que le gouvernement ne restera pas en arrière dans cette immense question qui intéresse à un si haut point la société tout entière ; car il ne s'agit de rien moins que de la santé et de la vie des hommes.

Alors tomberont les préjugés et les passions qui éloignent depuis si longtemps les deux écoles médicales.

Nous faisons des vœux ardents pour que cette fusion ne tarde pas à être opérée ; car, ce jour-là, la guerre impitoyable que la saignée, les sangsues, les cautères, les vésicatoires, les emplâtres et les drogues de toute espèce font au genre humain sera terminée, et c'est à l'ombre de la méthode d'observation, dégagée de toute vue empirique et hypothétique, que les adeptes de l'allopathie, fatigués d'entre-choquer des systèmes qui se repoussent, viendront chercher le repos dans la spécificité. L'homœopathie appelle tous ses ennemis sur le terrain de l'expérimentation pure, et ne leur demande qu'un peu de bonne foi.

Diderot s'écriait : « Élargissez votre Dieu ! » et moi j'a-
joute, avec un médecin célèbre de la vieille école : Élargissez votre art, ne rejetez pas les découvertes modernes,
car une vérité de plus, en médecine, est un bienfait immense pour l'humanité.

RAPPORT

FAIT

A LA SOCIÉTÉ GALLICANE

DE MÉDECINE HOMOEOPATHIQUE

SUR LE MÉMOIRE DE M. LE DOCTEUR CASTAING (DE TOULOUSE)

PAR

LE DOCTEUR TIMBART.

Messieurs,

Vous avez entendu la lecture de notre honorable confrère, le docteur Castaing. C'est un fragment détaché d'un travail plus considérable, dont on peut préjuger l'importance à celle des questions agitées dans cette étude.

L'auteur, en effet, nous y a exposé une théorie nouvelle sur le mode d'action des médicaments homœopathiques, et s'est proposé par là, comme il le dit lui-même, de démontrer non-seulement la possibilité de cette action, qui répugne à tant d'esprits, mais sa nécessité, précisément à cause de cette atténuation des doses.

Le point de mire des détracteurs de l'homœopathie fut toujours principalement la question des doses et les théories de la dynamisation invoquées successivement pour l'expliquer. Beaucoup de médecins accepteraient volontiers le grand principe de la *similitude*, qui rejettent absolument notre posologie infinitésimale, parce qu'elle semble, au premier abord, opposée à toutes les idées reçues ; et, comme ce principe de la *similitude* et la loi secondaire de l'atténuation sont liés l'un à l'autre, la négation de cette dernière entraîne celle du premier, et c'est ainsi le plus souvent que l'homœopathie tout entière est reléguée dans les régions du mysticisme et de l'impossible.

Après toutes les tentatives faites depuis Hahnemann pour donner une explication rationnelle de l'action des doses atténuées, M. Castaing, convaincu par les faits de la réalité incontestable de cette action, poussé, comme tant d'autres, par le désir ou le besoin de s'en rendre compte, et d'en donner une explication propre à faire tomber les préjugés, M. Castaing croit être arrivé à une démonstration satisfaisante pour tout esprit éclairé ; et c'est cette théorie qu'il nous a développée dans ce fragment d'études.

La loi des indications est vraie, l'action des doses infinitésimales est encore vraie. C'est tout ce qui importe scientifiquement en homœopathie. Qu'on les explique maintenant par telle ou telle théorie, peu importe. Cependant, si les théories doivent être prises pour ce qu'elles valent, il est aussi certain que, par la satisfaction qu'elles fournissent au besoin de scruter la nature qui fait le fonds de l'esprit humain, elles aident quelquefois à la propagation d'une doctrine ; et, si quelquefois elles embarrassent sa marche, souvent aussi elles aident à ses progrès et à sa diffusion.

A ce titre, le travail de M. Castaing nous semble mériter les égards de l'hospitalité et ceux de l'examen que réclame toute idée nouvelle.

Trois vérités enchaînées l'une l'autre dans une dépendance réciproque constituent toute la théorie de M. Castaing. Ce sont : 1° la réalité des substances dans les dilutions, si élevées qu'elles soient ; 2° l'action élective de chaque substance sur tel ou tel organe, telle que la démontre la matière médicale ; 5° enfin l'absorption directe de ces substances sur les organes lésés dans les maladies, absorption favorisée par la division des molécules, et produite par cette affinité élective.

Sous le premier rapport, il n'admet donc ni l'*infection* médicamenteuse de Hering, ni la théorie des *surfaces actives* de Doppler, ni la spiritualisation de Gross et de Wolf, aucune enfin de ces hypothèses de la dynamisation qui ont été poussées si loin en homœopathie. Pour lui, il s'en tient à l'assertion première de Hahnemann, qui est aujourd'hui l'opinion de la plupart de ses disciples ; à savoir, que les plus hautes divisions contiennent encore des particules médicamenteuses.

Appuyé sur ce premier fait, la substance médicinale, en tant
que véhicule d'une force dont les propriétés sont aussi variées que les substances elles-mêmes, il déclare ne pouvoir
abstraire la force de la matière, car l'une et l'autre forment
un tout indissoluble. Si divisé que soit un médicament, sa
substance persiste toujours dans les divisions les plus extrêmes ; elle réside aussi bien dans la partie que dans le tout. Si
donc elle *est*, elle doit avoir une *action*, donc, cette action
réelle, évidente, constatée tous les jours par les faits, est produite par cette substance, et non par toute autre propriété
plus ou moins imaginaire.

Mais, en présence du concours de faits, de preuves, d'observations vulgaires, constatant la réalité d'action de ces
substances, beaucoup d'esprits hésitent (et nous avons tous
hésité, tant cette première impression est naturelle), suspen-
dus entre le doute et l'adhésion. Ils disent : Les faits peuvent
être vrais, mais ils sont irrationnels et invraisemblables, et
leur *étrangeté* est toujours un motif irrésistible de répulsion.

M. Castaing recherche donc si ce motif d'invraisemblance
est fondé, et il s'efforce de démontrer que c'est précisément
cette atténuation indéfinie, cette division infinitésimale de la
substance, qui est la condition fondamentale de son action
thérapeutique.

Il y a, en effet, dans le cours de la tradition médicale, sinon
comme principe, au moins comme vérité relative, cet adage
ainsi formulé : *Corpora non agunt nisi soluta ;* et exprimé si
bien par Schwilgué dans cette proposition : « Un médicament
très-étendu, toutes choses égales d'ailleurs, est moins propre
à déterminer une action locale, et plus susceptible d'être absorbé ; en d'autres termes, pour qu'un médicament agisse, il
faut que, déposé dans l'estomac, il n'y soit altéré ni modifié
dans ses forces ou sa composition, mais qu'il y soit absorbé,
pour que de là il aille produire une action déterminée sur l'organe ou le tissu auquel on le destine ; et, pour que cette absorption se fasse, il faut qu'il soit dépouillé de ses actions
physiques et chimiques, qui sont en raison de la masse ; il
faut que, réduit à l'état moléculaire, il puisse pénétrer à travers les vaisseaux capillaires ; et, pour cela, il n'y a qu'un
procédé, la *division*, qui, loin de dépouiller la substance de
ses propriétés, doit la rendre plus *elle-même*, en détruisant

ses effets de masse et de volume, et la réduisant à cet état moléculaire qui est la condition première de son absorption.

Appuyé d'une part sur les premières données, invoquant de l'autre le mécanisme de la circulation des globules sanguins à travers les capillaires, telle que nous la révèle le microscope, M. Castaing conclut par analogie à l'identité des lois physiologiques de cette circulation et de celle des molécules médicamenteuses. Si l'extrême ténuité des globules du sang est la condition indispensable de leur passage à travers les vaisseaux vasculaires, celle des particules de nos dilutions homœopathiques doit aussi être la condition de leur abord, à travers la circulation, jusqu'aux mailles des tissus où l'absorption doit les porter. Ce n'est donc que dans cet état de mobilisation par la ténuité de la masse des molécules que les substances sont capables de pénétrer jusqu'aux tissus malades. C'est là la vraie raison de l'atténuation des doses, la condition physiologique de leur absorption et la cause de leur supériorité d'action sur les doses massives.

Ce n'est pas tout. L'absorption une fois expliquée, pourquoi s'effectue-t-elle par et pour le tissu malade? A cette question M. Castaing répond par la loi de la *localisation spécifique* d'action des substances sur tel ou tel organe, spécificité démontrée expérimentalement par la matière médicale. La bryone agit particulièrement sur le poumon, la cantharide sur la vessie, la belladone sur le cerveau, etc., etc.... Ajoutez donc ce principe aux données précédentes, et vous aurez toute la théorie thérapeutique de notre honorable confrère. Elle peut être résumée par les formules suivantes : Quel est le médicament indiqué homœopathiquement dans une maladie? Celui qui aura une action spécifique sur l'organe lésé dans cette maladie et qui portera sur cet organe une action analogue à celle des troubles dont il est affecté? Et quel moyen pour que cette action se produise? — Que le médicament soit absorbé et qu'il arrive à la lésion. — Et quel moyen encore pour que cette absorption ait lieu? — Que l'état moléculaire de la substance corresponde au calibre des vaisseaux capillaires chargés de les absorber, état moléculaire qui se trouve ainsi être à la fois l'effet des divisions infinitésimales et la raison de leur puissance.

Tels sont, si je l'ai bien compris à la lecture de ce fragment d'études, l'ordre, l'enchaînement et l'ensemble des idées qui constituent la théorie nouvelle proposée par M. Castaing pour expliquer l'action des doses infinitésimales. On le voit tout d'abord, ce qu'il y a d'original et de propre à l'auteur, c'est l'idée des conditions d'absorption des molécules déduite par analogie de celle de la circulation capillaire, idée qui, rapprochée des autres données fournies par l'expérimentation pure, forme ce tout harmonique si clair, si simple, si ingénieux en apparence.

Mais, soumise à un sérieux examen, cette théorie soulève d'emblée une série d'objections plus ou moins fondées. Prise en elle-même, elle n'est qu'une hypothèse, et une hypothèse indémontrable; car personne jusqu'ici n'a prouvé l'absorption directe des substances jusqu'au tissu lésé. Et puis cette première hypothèse repose sur une seconde, à savoir que les médicaments, avant d'arriver dans le torrent de la circulation, n'ont subi aucune altération préalable par le fait de leur ingestion au sein des liquides gastriques. Puis enfin, loin de résoudre le problème de l'action de ces agents, elle ne fait que le reculer, car, arrivés au tissu lésé, comment agissent-ils? est-ce par impression, est-ce par assimilation? sont-ils retenus? sont-ils éliminés?

En second lieu, la nécessité de l'absorption directe des molécules médicinales suppose que toutes les maladies ont des lésions, ce qui est à démontrer, et que la lésion est tout dans une maladie, ce qui est de l'organicisme pur. Elle suppose que l'unique indication dans une maladie est la lésion, ce qui est la négation du principe de la *similitude* dans ce qu'il a de foncier et de fondamental; car le rapport d'un médicament à une maladie se pose du concours des phénomènes produits par le premier dans l'état de santé, à l'ensemble des symptômes constitutifs et caractéristiques de la seconde. Et ce rapport, réduit ainsi à la lésion, d'un côté, et à l'action élective organique de l'agent, de l'autre, c'est du spécifisme, c'est de la médication altérante. Ainsi se trouve détruite la hiérarchie entière des indications tirée simultanément de la nature de la maladie, de ses causes, de ses lésions et de ses symptômes, de sa marche et de son évolution. Je sais que M. Castaing, vitaliste par conviction, reniera ces conséquences extrêmes de sa théorie. Mais, qu'il le veuille ou ne le veuille

7

pas, elle les renferme implicitement ; elle y aboutit fatale-
ment, à moins que dans le reste de son travail il n'imprime,
par des développements ultérieurs, une autre direction à sa
pensée, et ne s'efforce d'en empêcher la dérivation logique
vers le matérialisme médical et une fausse interprétation de la
loi des semblables.

Je borne ma critique à ces quelques remarques. Chacun de
vous suppléera au silence que les bornes d'un rapport me
font garder sur d'autres objections.

Quoi qu'il en soit, la théorie de M. Castaing, en tant que
théorie, offre un heureux rapprochement d'idées et une ingé-
nieuse conception du mode d'action des doses atténuées. Je
connais quelques esprits qui se sont laissé séduire et entraî-
ner par elle. Elle pourra faciliter à quelques-uns, surtout par
le temps d'organicisme qui court, l'entrée de l'homœopathie,
en triomphant d'un des motifs communs de la répulsion qu'elle
inspire ; et, en cela, elle aura eu son utilité. Qu'importe à l'esprit qui s'éclaire le rayon par lequel la lumière lui vient ?

Il est probable qu'il en sera de cette théorie des doses
comme il en a été jusqu'ici de toutes celles par lesquelles on
a voulu expliquer l'action thérapeutique elle-même. Pour
Hahnemann, c'était la cause médicamenteuse qui se *substi-
tuait* à la cause morbide, et remplaçait ainsi une maladie durable par une autre plus fugitive. D'autres ont pensé que la
guérison avait lieu par la *perturbation* causée par le médicament dans la fonction malade ; d'autres ont dit que cette fonction n'était que *modifiée* par le médicament : *substitution, perturbation*, modification, ce ne sont, dit le docteur Frédault,
que des mots exprimant des explications théoriques et non
des faits réels. L'homme de l'art doit tenir, par-dessus tout, à
ce que le rapport qui détermine les indications soit vrai, à ce
que le médicament guérisse. Ce sont là les deux pierres angu-
laires de l'édifice homœopathique. Quant aux explications,
laissons-les au gré de chaque esprit et à la trempe de chaque
intelligence. Nous ne prétendons, sous ce rapport, ni rien
proscrire, ni rien imposer. La liberté des opinions et des
théories ne peut tourner qu'au profit de la vérité.

Les questions agitées par M. Castaing témoignent donc d'un
esprit sérieux et habitué aux méditations sur les problèmes
de notre science. Je pense que nous ne pouvons mieux faire

que d'accueillir favorablement ces prémisses du travail qu'il se propose de publier, en l'engageant à poursuivre les développements nécessaires pour combler les lacunes laissées par ses réserves; et je propose à la Société l'impression de ce fragment dans son journal.

Dr TIMBART.
Ex-interne des hôpitaux de Paris.

J'avais écrit le Mémoire intitulé *Vérité de l'homœopathie* pour être communiqué en entier à la Société gallicane homœopathique, lorsque quelques confrères, auxquels j'en donnai lecture, me conseillèrent d'extraire de mon travail la partie qui a trait à l'action des infiniment petits, de la soumettre seule, pour le moment, à l'appréciation de l'Académie homœopathique et de conserver pour un travail plus important et séparé la haute question pathologique qui fait considérer les nerfs comme étant les points primitivement atteints dans toute affection morbide; je me rendis à cette observation. Mais, à la suite de la communication que j'eus l'honneur de faire à la Société du fragment détaché relatif à l'action des petites doses, M. le rapporteur chargé de lui rendre compte de cette étude, trouvant, comme on vient de le voir, que ma théorie manquait de quelques développements pour la faire convenablement apprécier, dut nécessairement émettre des objections à la plupart desquelles j'avais répondu d'avance dans l'ensemble de mon Mémoire.

C'est afin d'éviter les conséquences que les objections de M. le rapporteur pourraient avoir sur les appréciations de mon travail que je me suis décidé à le livrer en entier au public, bien que j'eusse préféré avoir le loisir de développer plus tard, comme j'ai du reste l'intention de le faire encore, la grande question pathologique que j'effleure à peine dans mon opuscule.

Bien que je m'incline devant la science profonde de l'auteur du remarquable rapport qu'on vient de lire, je me permettrai cependant de répondre aux objections diverses qu'il paraît soulever contre ma théorie.

« Prise en elle-même, dit M. le rapporteur, la théorie de

M. Castaing semble n'être qu'une hypothèse indémontrable, car personne jusqu'ici n'a prouvé l'absorption directe des substances jusqu'aux tissus lésés. »

Je ne sais ce que pensera M. le rapporteur de la réponse que j'ai faite d'avance à cette objection ; pour mon compte, elle me paraît péremptoire, je vais la citer ici : « Mais, me dira-t-on peut-être, pour démontrer que les molécules miasmatiques pénètrent dans les capillaires, il faudrait que vous pussiez faire voir, au moyen du microscope, qu'elles circulent dans les vaisseaux. »

« Il est certain que je n'ai jamais eu l'idée de soumettre au microscope solaire les tissus d'un être vivant auquel des substances homœopathiques auraient été administrées ; et je doute d'ailleurs que des expérimentations de ce genre eussent abouti à un résultat quelconque ; mais est-il besoin de les voir se mouvant dans les régions vasculaires pour être assuré qu'elles y pénètrent, dès l'instant que la chimie retrouve dans les tissus analysés certains éléments qu'elle a la possibilité de reconnaître ?

« A-t-on oublié qu'à l'aide de l'appareil de Marsh la présence d'un cent millionnième de grain d'arsenic peut être constatée dans des organes sur lesquels cet agent à une action élective ? On voudra bien admettre, je l'espère, que si ces molécules impondérables sont retrouvées dans certains tissus, c'est qu'elles ont dû nécessairement y arriver. »

Voilà pour la première objection ; voyons pour la suivante :

« *Cette première hypothèse*, ajoute M. le rapporteur, *repose sur une seconde hypothèse, à savoir : que les médicaments, avant d'arriver dans le torrent de la circulation, n'ont subi aucune altération préalable par le fait de leur ingestion au sein des liquides gastriques.* »

A celle-ci nous pourrions répondre d'abord que, si la première objection se trouve réfutée, ce que M. le rapporteur veut bien appeler une seconde hypothèse ne reposera plus sur une première ; mais voyons si nous pourrons faire pour la seconde ce que nous avons la prétention d'avoir obtenu pour la précédente.

« On pourrait se demander, disons-nous dans notre travail, si les molécules médicamenteuses qui ont à traverser l'estomac avant d'arriver dans les vaisseaux ne subissent pas dans cette cavité, par leur mélange avec les sucs gastriques, un certain degré d'altération susceptible de modifier leur puissance.

« L'arsenic et un nombre de substances qu'on retrouve à l'état normal à l'aide des procédés chimiques suffiraient à prouver que le travail de la digestion n'apporte aucun changement dans la nature et les propriétés des substances ingérées. D'ailleurs, les effets de ces substances sur l'organisme étant toujours les mêmes, on ne saurait admettre que celles-ci puissent éprouver la moindre altération dans l'estomac ; car, si les sucs gastriques avaient la puissance de les dénaturer, l'action des médicaments devrait varier suivant les changements ou modifications qui surviennent dans les liquides gastriques eux-mêmes. — Mais veut-on la démonstration de la non altération des médicaments par les sucs de l'estomac? la voici : soit qu'on fasse pénétrer les agents homœopathiques par les voies de l'olfaction, soit qu'on les fasse absorber par la langue ou par tout autre point des muqueuses, ils produiront exactement les mêmes effets que lorsqu'on les fera passer par l'estomac, et *vice versa.* »

Passons maintenant au troisième argument, qui consiste à dire *que, loin de résoudre l'action des agents médicamenteux, ma théorie ne fait que la reculer ; car, arrivés au tissu lésé, comment les médicaments agissent-ils?... est-ce par impression? est-ce par assimilation? sont-ils retenus? sont-ils éliminés?*

Je crois avoir suffisamment répondu sur ce point dans quelque partie de mon Mémoire, lorsque je dis qu'après avoir produit leur impression ces agents doivent être éliminés. Et pourquoi suis-je porté à croire qu'ils doivent être éliminés? Parce que c'est chose jugée pour certains des agents que la chimie a la puissance de retrouver dans les liquides sécrétés ; comme l'arsenic, dans les urines. — S'il en était autrement, tout agent de nature à impressionner l'organisme continuerait nécessairement à agir tant qu'il ne serait pas éliminé, comme continue à agir l'acide arsénieux tant que l'analyse peut en retrouver des parcelles dans les urines.

Mais, dit enfin M. le rapporteur, *la nécessité de l'absorption directe des molécules médicinales suppose que toutes les maladies ont des lésions, ce qui est à démontrer, et que la lésion est tout dans une maladie, ce qui est de l'organisme pur. Elle suppose que l'unique indication dans une maladie est la lésion, ce qui est la négation du principe de la similitude dans ce qu'il a de foncier et de fondamental.*

En tout ceci, j'avoue que je me trouve entièrement d'accord avec M. le rapporteur; pour mon compte, en effet, je n'ai jamais compris de maladies sans lésions, ce qui n'aboutit pas pour cela à l'organicisme pur, ce qui n'implique pas non plus que l'unique indication dans une maladie soit toujours la lésion; puisque, ainsi qu'on pourra s'en assurer en parcourant mon travail, pour moi comme pour tous les homœopathes, c'est principalement de la nature des causes, des lésions, de la valeur et de la variété des symptômes, que les indications doivent être déduites.

Quant au principe de similitude, tel que les homœopathes l'ont compris jusqu'à ce jour, j'avoue que ma théorie ne tend à rien moins qu'à le battre en brèche, et je n'entends nullement me soustraire à la responsabilité qu'elle semble devoir m'imposer.

J'espère toutefois que, lorsqu'on aura pu l'apprécier dans son ensemble et qu'elle se trouvera dégagée de tous les nuages qui semblaient l'obscurcir, elle sera mieux comprise, et que M. le rapporteur lui-même, si bienveillant d'ailleurs dans son rapport, arrivera peut-être un jour, je ne dis pas à se laisser séduire par son éclat, mais à reconnaître qu'elle peut ouvrir une large voie à de nouveaux progrès.

Dr CASTAING.

FIN.

PARIS. — IMPRIMERIE SIMON RAÇON ET Cie, RUE D'ERFURTH, 1.